Régime Pour Prendre Soin de Son Intestin

Rétablir Naturellement l'Équilibre dans Votre Corps et

Guérisseur L'Intestin Qui Fuit + 50 Recettes

Réparatrices (Livre en Français/Heal Your Gut French

Book)

Par *Jennifer Louissa*

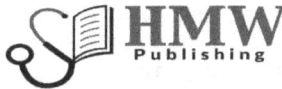

HMW Publishing

Pour d'autres excellents livres visitez :

HMWPublishing.com

Télécharger un autre livre gratuitement

Je tiens à vous remercier d'avoir acheté ce livre et vous offre un autre livre (tout aussi long et utile que l'est ce livre), « Erreurs de santé et de remise en Forme. Vous en faites sans le savoir », totalement gratuitement.

Visitez le lien ci-dessous pour vous inscrire et le recevoir : **www.hmwpublishing.com/gift**

Dans ce livre, je vais vous indiquer les erreurs de santé et de remise en forme les plus courantes, que probablement vous commettez en ce moment même, et je vais vous révéler comment vous pouvez facilement obtenir une meilleure forme dans votre vie !

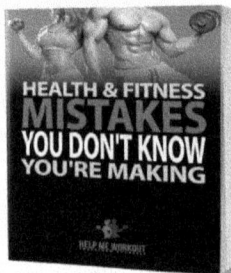

En plus de ce cadeau utile, vous aurez aussi l'occasion d'obtenir nos nouveaux livres gratuitement, de concourir pour des cadeaux et de recevoir d'autres e-mails utiles de ma part. Encore une fois, visitez ce lien pour vous inscrire : **www.hmwpublishing.com/gift**

TABLE DES MATIÈRES

Chapitre 3 : Les signes de l'intestin perméable 45

Chapitre 4 : Guérir un mauvais intestin 51

Chapitre 5 : Retour à la vie avec les recettes de santé intestinale 70

7

Introduction

Je tiens à vous remercier et à vous féliciter d'avoir choisi notre livre « Le Guide Ultime du Débutant pour Guérir le Syndrome de l'Intestin Perméable ».

Vivre dans cette ère moderne entraîne de nombreuses conséquences, y compris des problèmes de stress, d'anxiété et de dépression. Cependant, vous ne pouvez pas réaliser à quel point ce sont des indicateurs clairs des problèmes en lien vers votre santé intestinale. Bien que vous trouviez peut-être surprenant le fait que les bactéries de votre intestin peuvent avoir un impact sur de nombreuses parties de votre corps, y compris sur votre santé mentale, c'est exactement ce que les études nous montrent maintenant.

L'intestin perméable ou l'hyperperméabilité intestinale est difficile à diagnostiquer par ses symptômes qui sont en quelque sorte similaire à de nombreuses maladies, mais l'une de ses principales causes est le déséquilibre bactérien et la mauvaise alimentation.

Ce livre, « Le Guide Ultime du Débutant pour Guérir le Syndrome de l'Intestin Perméable » contient des étapes éprouvées et des stratégies efficaces sur la façon dont vous pouvez guérir votre intestin et vous sauver de maladies chroniques et mortelles. Vous allez aussi découvrir comment vous pouvez déguster de délicieux repas savoureux et somptueux tout en aidant votre intestin à se remettre d'une flore intestinale déséquilibrées.

De plus, vous apprendrez pourquoi un mode de vie avec une alimentation saine est essentielle dans le maintien d'une bonne santé intestinale. De même, vous verrez comment vous protéger contre l'attaque des microbes nuisibles, qui peuvent provoquer la décomposition de votre système immunitaire et vous laisser sans défense.

Aussi, un exemple de plan convivial pour l'intestin avec des recettes pour lutter contre la perméabilité de l'intestin est inclus pour que vous puissiez guérir en faisant des repas complets, nourrissants et agréables !

Merci encore d'avoir acheté ce livre, je vous souhaite une bonne lecture !

Aussi, avant de commencer, je vous recommande de **vous joindre à notre bulletin électronique** pour recevoir les mises à jour sur les nouvelles versions de nos livres ou les promotions à venir. Vous pouvez vous y inscrire gratuitement, et en prime, vous recevrez un cadeau gratuit : Notre livre « Erreurs de Santé et de Remise en forme, vous en faites sans le savoir » ! Ce livre a été écrit afin de démystifier, d'exposer le faire et ne pas faire et enfin de vous donner les informations dont vous avez besoin pour obtenir la meilleure forme de votre vie. En raison de la quantité énorme de mésinformation et de mensonges proférés par les magazines et les auto-proclamés « gourous », il devient de plus en plus difficile d'obtenir des informations fiables pour être en forme. Plutôt que d'avoir à passer par des dizaines de sources biaisées, peu fiables voir non fiables pour obtenir vos informations de santé et de remise en forme. Tout ce dont vous avez besoin pour vous aider a été indiqué dans ce livre afin de vous aider facilement à suivre, à obtenir immédiatement des résultats et à atteindre vos objectifs de fitness souhaités dans le plus court laps de temps.

Encore une fois, joignez-vous à notre bulletin électronique gratuit et recevez une copie gratuite de ce livre utile, s'il vous plaît visitez maintenant le lien d'inscription suivant : www.hmwpublishing.com/gift

Chapitre 1 : Votre intestin et son importance pour votre santé

Il y a plusieurs siècles, Hippocrate disait que les maladies commençaient dans l'intestin, mais ce n'est que dans ces deux dernières décennies que les études et recherches ont démontrées et révélés combien il avait raison de dire cela. Des études ont révélé que notre intestin est en effet crucial pour notre santé globale et qu'un tube digestif malsain est un hôte parfait pour un large éventail de maladies. Cela inclut l'obésité, l'arthrite, la dépression, la fatigue chronique, les maladies inflammatoires, et bien plus encore.

Cette découverte a conduit de nombreux chercheurs à croire que la prise en charge de la santé intestinale avec une restauration efficace de ses fonctions et que l'intégrité de la barrière intestinale sera la principale préoccupation de la parole médicale au 21e siècle.

Comprendre l'anatomie humaine

Imaginez un système informatique composé de différentes parties qui fonctionne séparément mais dont le tout travaille ensemble pour rend le système informatique fonctionnel. Aussi, quand une partie de celui-ci devient non fonctionnelle, cela affecte l'ensemble du processus et conduit finalement à la rupture totale, si ce n'est pas réparé à temps.

Notre corps humain fonctionne exactement comme un ordinateur. Il est composé de différents systèmes qui sont en quelque sorte liés entre eux et qui travaillent ensemble pour nous donner un corps physique sain. Alors, quand il y a un problème avec une partie, comme notre système digestif, cela affecte la globalité de notre santé. Et si nous le négligeons en refusant de lui donner les soins appropriés ou l'attention qu'il mérite, cela mènera à un problème plus grave à long terme.

Le corps est un hôte humain

Notre corps est un hôte pour des milliards de germes, de virus, de bactéries, de champignons et autres agents microbiens, en fait, notre corps est un microbiote. Un microbiote humain est composé de cent mille milliards de micro-organismes. Heureusement pour nous, la plupart d'entre eux sont bénéfiques à notre santé. La majorité de ces petites créatures que nous transportons dans notre corps réside dans l'intestin avec un poids d'environ 1,5 kg et d'un millier d'espèces différentes. Un grand nombre de ces espèces restent encore à découvrir par la science.

Les multiples souches de bifidobactéries qui habitent le gros intestin et les lactobacilles qui vivent dans l'intestin grêle sont vitales pour notre microbiome intestinale. Les divers facteurs comme du stress, une mauvaise alimentation, et l'utilisation des antibiotiques peuvent faire changer leur ratio et leur emplacement dans les intestins, ce qui peut entraîner une multitude de problèmes de santé.

Qu'est-ce qui détermine votre santé intestinale ?

Il existe deux importantes et diverses variables interdépendantes qui déterminent votre santé intestinale : La flore intestinale ou microbiote intestinal et la barrière intestinale.

L'intestin humain contient un grand nombre de bactéries, il y a 10 fois plus de cellules microbiennes que de cellules humaines dans l'ensemble de notre corps et l'on connait 400 diverses espèces de bactéries parmi celles-ci. La flore intestinale ou microbiote intestinal est une communauté de micro-organismes qui occupe votre tube digestif. Ils sont une partie du microbiote humain qui est composé de tous les organismes vivant de votre corps et ils contribuent à inhiber la croissance des bactéries nocives causant des infections.

Ce n'est que récemment que l'humanité a pu comprendre l'étendue du rôle de la flore intestinale dans la santé humaine et des maladies. Ce qui inclus dans les fonctions de la flore intestinale qui sont essentiels à la vie humaine ce qui suit :

- Favorise les fonctions gastro-intestinales normales

- Protège contre l'infection

- Régule le métabolisme

- Compose plus de 75 pour cent de notre système immunitaire

Une flore intestinale dérégulée est associée aux pathologies de la dépression, de l'autisme et des autres maladies auto-immunes comme la thyroïdite de Hashimoto, le diabète de type 1 et la maladie inflammatoire de l'intestin.

La barrière intestinale

Maintenant, que nous savons que notre intestin sert d'abri à de nombreuses bactéries, d'après vous, pensez-y, que se passe t'il quand du contenu de l'intestin passe au travers et s'échappe ailleurs dans votre corps ?

L'intestin est un tube creux qui passe à travers votre corps et de la bouche à l'anus. Tout ce qui vient dans la bouche et qui n'est pas digéré et décomposé en éléments nutritifs se déplacera directement vers l'autre extrémité du passage. La fonction primaire de la barrière intestinale est de décider de ce qui entre et de ce qui reste dans le corps. Il sert de garde-barrière au corps.

Par conséquent, quand il y a une fuite dans la barrière intestinale car elle devient perméable, c'est ce que l'on nomme « syndrome de l'intestin perméable », de grosses molécules de protéines peuvent s'échapper à travers la circulation sanguine. Étant donné que ces molécules doivent rester à l'intérieur de l'intestin, les résultats de leur échappement dans le corps crée automatiquement une réponse immunitaire pour les attaquer. Des études montrent que de telles attaques ont un rôle important dans le développement et l'apparition d'une maladie auto-immune. En fait, le Dr Alessio Fasano, un expert en biologie muqueuse croit qu'un intestin perméable est une condition préalable au développement des maladies auto-immunes.

De même, il existe de plus en plus de preuves qu'une fuite de l'intestin joue un rôle pathogène dans différentes maladies auto-immunes tel que la maladie cœliaque et le diabète de type 1. Il est donc nécessaire de renforcer la barrière intestinale pour développer son auto-immunité contre diverses maladies. Cela prouve également que l'intégrité de la barrière intestinale est cruciale dans la prévention des maladies auto-immunes.

Cette découverte soutient que la barrière intestinale détermine la plupart du temps si votre corps tolère ou réagit pour refuser les substances toxiques que vous ingérez par des sources extérieures. Les dégâts de la barrière intestinale, qui est imminente dans un intestin perméable, causée par des toxines alimentaires comme le gluten ou des substances chimiques comme l'arsenic ou le BPA peuvent générer une réponse immunitaire qui affecte non seulement l'intestin, mais aussi d'autres organes et tissus du corps. Ce qui comprend les reins, le foie, le pancréas, le cerveau et l'ensemble du système squelettique.

Il est essentiel de comprendre que vous pouvez ne pas ressentir de symptômes à l'intestin avec un intestin perméable. Un intestin perméable peut avoir d'autres manifestations comme des problèmes de peau, y compris l'eczéma, le psoriasis et les maladies auto-immunes qui affectent la thyroïde ou les articulations, la dépression, une maladie mentale, des troubles du spectre autistique, et bien plus encore.

Les chercheurs ont également découvert qu'une protéine appelée zonuline peut augmenter la perméabilité intestinale chez les humains et les animaux. Dans la plupart des maladies auto-immunes, comme la sclérose en plaques, le diabète de type 1, la maladie cœliaque, la polyarthrite rhumatoïde et la maladie intestinale inflammatoire, des taux anormalement élevés de zonuline ont été trouvées et sont habituellement caractérisées par une perméabilité intestinale.

Intestin : Le deuxième cerveau

Ne vous êtes-vous jamais demandé pourquoi nous éprouvons des crampes d'estomac ou des maux d'estomac quand nous avons eu une grosse frayeur tout comme notre esprit qui semble cesser de travailler ? Il y a des moments où nous nous fions à notre propre intuition pour prendre des décisions et où nous faisons confiance à notre instinct pour sentir le danger. On nous dit souvent de vérifier dans notre trippes quand nous sommes confrontés à des situations qui testent nos nerfs et notre détermination. C'est parce que nous avons deux ensembles de cerveau, l'un enfermé dans un crâne, ce que nous appelons souvent notre tête et l'autre qui est moins populaire, mais qui est tout aussi important pour notre vie, il se trouve là, à l'intérieur de notre estomac, c'est l'intestin.

Ces deux cerveaux sont fortement interconnectés et fonctionnent à peu de choses près de la même manière, envoyer des signaux à d'autres parties du corps et les alerter quand un danger survient. Quand un des deux cerveaux se trouve bouleversé, l'autre l'est tout autant selon la journaliste scientifique du New York Times, Sandra Blakeslee.

Le tube digestif contient plus d'un million de cellules nerveuses, c'est à peu près égal au nombre observé dans la moelle épinière. Il y a plus de cellules nerveuses dans le système digestif que dans le système nerveux périphérique. Pour couronner le tout, les neurotransmetteurs essentiels qui existent dans le cerveau, y compris la sérotonine, le glutamate, la dopamine, l'oxyde nitrique, et la norépinéphrine sont également trouvés en grande quantité dans l'intestin. Les opiacés naturels du corps tel que les enképhalines sont également présentes dans le tractus gastro-intestinal et sont donc des benzodiazépines, un produit chimique psychoactif qui contrôle l'humeur. Ainsi, lorsque vous avez une santé digestive faible, cela peut conduire à des troubles de l'humeur et à d'autres formes de troubles neurologiques.

Intestin : la clé de votre système immunitaire

En plus de son importance pour votre santé mentale et émotionnelle, le système digestif joue un rôle crucial dans votre immunité naturelle contre divers types de maladies. C'est parce que votre intestin est stérile, il y a un écosystème de bactéries et de levures qui sont des plus bénéfiques pour votre santé, mais il y a d'autres qui sont toxiques.

Lorsque l'écosystème intestinal est en bonne santé, la levure et les bactéries bénéfiques peuvent garder les micro-organismes nuisibles à distance de votre tube digestif. Mais quand il y a un déséquilibre ou lorsque une dysbiose se produit, cela se traduira par une prolifération de champignons et autres agents pathogènes conduisant à de nombreux troubles gastro-intestinaux.

Comme dans tous les écosystèmes, les substances chimiques présentes dans les antibiotiques, le fluorure présent dans l'eau, les conservateurs et additifs présents dans les aliments, les stimulants dans le café et beaucoup d'aliments difficiles à digérer comme les grains entiers mal préparés, peuvent modifier l'équilibre délicat du tube digestif. Une fois que l'équilibre de la quantité de micro-organismes dans l'intestin est rompu, cela donne lieu à la prolifération de bactéries nuisibles, les mauvaises bactéries commencent à produire des toxines qui peuvent affaiblir la réponse immunitaire. Cela peut aussi interférer avec l'absorption des nutriments. C'est la raison pour laquelle il y a des cas où une personne peut consommer une alimentation riche en nutriments mais reste déficiente en mêmes nutriments en raison d'un système digestif inadéquat.

Chapitre 2 : Causes et effets d'un mauvais intestin et d'un déséquilibre de la fleur intestinale

Il est difficile d'identifier une cause unique du syndrome de l'intestin perméable, mais il existe certains contributeurs fréquents qui souvent conduisent à perturber l'équilibre de la flore intestinale. Discutons de certains de ces facteurs qui causent la mauvaise santé de votre intestin.

Causes courantes et principales d'une mauvaise santé intestinale

Le stress chronique

Lorsque vous rencontrez un stress prolongé, la capacité de votre système immunitaire à réagir rapidement est modifiée et cela affecte votre capacité à

guérir. Chaque fois que votre corps sent que vous êtes

dans une situation d'urgence, et c'est ce qui se passe

lorsque vous êtes dans une situation de stress, il se

prépare à passer en mode « combat ou fuite » en

produisant des hormones d'adrénaline pour vous aider à

être hors de danger. Cependant, souvent lorsque cela se

produit, il y a une surproduction de votre adrénaline qui

rend l'insuline résistante, et à force dans la continuité,

votre corps perd de sa capacité à sentir le danger. Il ne

peut plus faire la différence entre le stress typique du

quotidien et le stress réel.

Quand arrive un véritable état de danger comme

étant face à face avec un animal vicieux, le corps réagit à

ces facteurs de stress en produisant immunoglobulines A

(IgA) ou ses sécréteurs (sIgA), l'une des premières lignes

de système de défense immunitaire de l'organisme et

28

diminue la DHEA (un antivieillissement) et l'hormone surrénale anti-stress. Cela ralentit également la digestion et le péristaltisme, diminue le flux sanguin vers les organes digestifs, et produit des métabolites.

La dysbiose

La dysbiose est une condition dans laquelle il y a un déséquilibre microbien à l'intérieur du corps qui contribue à l'existence d'un intestin perméable. Quand il y a une surproduction de candida, les champignons responsables de l'absorption des nutriments et la digestion lorsque le corps en contient des niveaux assimilables, cela peut briser les parois de la muqueuse intestinale et pénétrer dans la circulation sanguine. La candidose doit être prise en considération dès lors qu'un intestin perméable est suspecté. Il existe beaucoup d'autres parasites et microbes comme les salmonelles, amibes, helicobacters, giardias, et autres qui provoquent une irritation de la muqueuse intestinale et provoque des symptômes gastro-intestinaux. Les personnes souffrant d'une maladie digestive ou des antécédents de celle-ci ont une plus grande tendance à acquérir le syndrome de l'intestin perméable.

Contaminants de l'environnement

Chaque jour, nous sommes exposés à de nombreux produits chimiques environnementaux et domestiques qui viennent mettre à mal nos défenses immunitaires et briser la capacité du corps à s'autoréparer. Cela peut conduire à un retard chronique des routines de réparations nécessaires. Notre système immunitaire prête attention à de nombreuses zones à un moment donné et celles qui sont loin de notre système digestif sont touchés, les tissus conjonctifs se décomposent, le corps perd alors des oligo-éléments comme le calcium, le magnésium et le potassium. Les produits chimiques toxiques épuisent nos réserves de minéraux tampons, ce qui provoque une acidose dans les cellules, les tissus et un gonflement des cellules.

Surconsommation des boissons alcoolisées

Bien que les boissons alcoolisées contiennent des éléments nutritifs, il faut beaucoup de nutriments pour métaboliser. Parmi ceux-ci il y les vitamines B. Les boissons alcoolisées contiennent des substances qui sont également toxiques pour les cellules. Lorsque l'alcool est métabolisé dans le foie, les toxines sont soit décomposés, soit stockés dans le corps. L'abus d'alcool met une pression sur le foie et cela affecte la compétence digestive et causes des dommages au tractus digestif.

Mauvais choix alimentaires

La consommation d'une alimentation faible en fibres peut augmenter le temps de digestion des aliments, ce qui permet aux sous-produits toxiques de s'accumuler et de provoquer une irritation de la muqueuse intestinale. La consommation d'aliments hautement transformés blesse également la muqueuse intestinale et ils sont invariablement faibles en fibres et en nutriments, de plus ils contiennent un niveau élevé d'additifs alimentaires, de graisses, restructurés et de sucre. Ce genre d'aliments favorise l'inflammation du tractus gastro-intestinal (GI). Par conséquent, il est essentiel de savoir et de se rappeler que même les aliments que nous pensions sain comme le blé, les œufs et le lait peuvent, en effet, irriter la muqueuse intestinale.

Utilisation de médicaments

Il existe des médicaments tels que les médicaments non stéroïdiens comme Advil, Motrin, et autres aspirines qui peuvent endommager les bordures en brosse permettant aux particules de nourriture d'être partiellement digérée ainsi que les toxines et les microbes avant d'entrer dans la circulation sanguine. Les médicaments stéroïdiens et les pilules anticonceptionnelles créent également des conditions qui nourrissent les champignons alimentaires, qui viennent endommager la muqueuse intestinale. D'autres éléments peuvent perturber considérablement l'équilibre du GI, ce sont les médicaments de chimiothérapie et de radiothérapie.

Aliments et hypersensibilités environnementales

La nourriture, ainsi que les sensibilités environnementales peuvent être la cause du syndrome de l'intestin perméable. Ces sensibilités, également appelées hypersensibilité retardée diffère des réelles allergies alimentaires. La généralisation de ces sensibilités est aujourd'hui largement reconnue, bien plus que les années précédentes, environ 24 pour cent des adultes américains ont affirmé qu'ils ont des sensibilités alimentaires et environnementales.

Lectines

Principalement trouvé dans les légumineuses, les lectines provoquent les mastocytes à produire de l'histamine. La barrière intestinale dans notre intestin est destinée à empêcher les bactéries existantes dans notre nourriture de pénétrer dans la circulation sanguine. Les histaminique, un médiateur inflammatoire produit par les mastocytes qui font partie du système immunitaire se trouvent également dans la nourriture que nous consommons et ceux-ci peuvent compromettre la barrière intestinale. Ils se lient à la muqueuse intestinale pour la rendre plus poreuse, ce qui cause un intestin à devenir perméable.

Effets d'un déséquilibre Floral

Maladies auto-immunes

Une maladie auto-immune peut se produire lorsque votre corps reconnaît les cellules saines comme des corps étrangers menant à une inflammation et menant éventuellement à une rupture totale de votre système immunitaire. Lorsque le système immunitaire de votre corps tente d'éradiquer les cellules saines, cela vous rend impuissant et sans défense.

Bien que la cause exacte des maladies auto-immunes soit inconnue, il est spéculé qu'elles se produisent quand il y a une prolifération de mauvaises bactéries dans le corps. À l'heure actuelle, il y a plus de 80 maladies auto-immunes connues et qui sont difficiles à reconnaître tant elles partagent des symptômes similaires. Certains de ces troubles comprennent l'arthrite rhumatoïde, la maladie de Crohn et la colite ulcéreuse ou ectocolite hémorragique (RCH).

Santé mentale

Au sein de votre paroi intestinale, il y a 500 millions de neurones qui composent votre système nerveux entérique, et qui jouent un rôle essentiel dans la production d'environ 30 neurotransmetteurs différents.

Le système nerveux entérique ou deuxième cerveau comme on l'appelle est responsable de l'équilibre de votre humeur, il garde et contrôle votre santé mentale en réduisant le stress et l'anxiété. La collection des neurones du système nerveux entérique à créé le même tissu cellulaire que celui du cerveau et à une influence significative sur vos pensées et vos sentiments.

Dans diverses études de recherche utilisant des souris, les chercheurs ont pu établir le fait que vous pouvez changer complètement le comportement des souris en changeant leurs bactéries intestinales. Dans une expérience, un groupe de souris timides ont reçu les bactéries intestinales prises d'un groupe de souris qui étaient courageuses et aventureuses. Avec pour conséquence que, le groupe de souris peureux a été en mesure d'adapter son comportement à celui de l'autre groupe de souris dont on avait prélevé et transféré des bactéries intestinales saines. Cette étude de recherche a prouvé que votre intestin affecte votre cerveau. Par conséquent, si vous éprouvez des difficultés comme un cerveau brouillé, de l'anxiété, du stress, de la dépression ou de la fatigue mentale, alors il est temps pour vous de nettoyer votre tube digestif !

La mauvaise santé immunitaire

Il est un fait qu'environ 75 pour cent du système immunitaire se trouve dans votre tractus gastro-intestinal. C'est pour cela que votre microbiome à un impact significatif sur le processus digestif, de nombreux problèmes peuvent littéralement désactiver ce mécanisme d'auto-guérison et l'empêcher de le réaliser ou d'être à son potentiel maximum.

Le syndrome de l'intestin perméable est une condition dans laquelle votre intestin, muqueuse, ou paroi intestinale devient perméable, permettant ainsi aux toxines de s'échapper et d'être transporté dans l'organisme via la circulation sanguine où il se combine. Lorsque cela se produit, c'est si grave que votre système immunitaire le reconnaît comme un corps étranger et va contre-attaquer. Bien que dans un premier temps, ce soit utile à votre corps à moins que la fuite ou les trous de votre tube digestif soient réparés, cette condition va se poursuivre et va finir par détériorer votre système immunitaire car il va tourner en ronds en essayant de rechercher et d'attaquer ces corps étrangers. Cet état affaibli de beaucoup votre système immunitaire est plus sur encore, il vous laisse sensible à toutes sortes d'infections et de virus car votre corps ne peut plus se défendre correctement. Voici quelques maladies qui peuvent résulter d'un système immunitaire faible ou malsain.

- L'asthme et les allergies

- La diarrhée associée aux antibiotiques

- La maladie auto-immune

- Le cancer

- Les caries dentaires

- La dépression et l'anxiété

- L'autisme

- L'eczéma, le psoriasis et les dermatites

- Les ulcères gastriques

- L'obésité

- La malnutrition

- Le diabète

- La maladie inflammatoire de l'intestin

La ligne de base ici, est que lorsque votre système digestif est infecté, il met est mis à rude épreuve et affaiblit le système immunitaire. Quand votre corps est en bonne santé, votre système immunitaire est actif et efficace pour vous défendre contre les maladies. Mais quand vous êtes constamment avec une toux lancinante, des maux de gorge ou un rhume, alors vous êtes plus susceptibles d'avoir un intestin perméable. Par conséquent, il faut mettre l'accent sur la guérison de votre intestin perméable avant qu'il ne vainque totalement votre système immunitaire.

Liens avec le diabète de type 2

Des études récentes ont découvert qu'il existe un lien direct entre le diabète de type 2 et un tube digestif malsain. L'étude a indiqué que les personnes atteintes de diabète de type 2 ont des niveaux élevés de mauvaises bactéries qui nuisent à la santé de l'intestin. Le Dr Mark Hyman a réussi à établir le fait que l'obésité et le diabète sont étroitement liées. Il a en outre fait remarquer qu'une fois qu'une personne devient obèse, elle aura toujours de grandes chances qu'elle fasse du diabète ou qu'elle soit à un stade prédiabétique et cette possibilité augmente de façon exponentielle avec le gain de poids.

Il est essentiel de comprendre le lien entre le poids et le diabète. De nombreuses études de cas ont prouvé qu'un microbiome moins diversifiée conduit à un gain de poids et à l'obésité. De récentes statistiques rapportent que 75 pour cent des Américains sont en surpoids et que 20 pour cent d'entre eux sont étiquetés comme obèses. Avec cette hausse des statistiques, le diabète devient presque une épidémie. Cependant, suivre un mode de vie propre et sain peut vous aider à établir le microbiome diversifiée et robuste dont votre corps a besoin pour rester en bonne santé et prévenir l'acquisition de cette maladie pouvant se révéler mortelle.

Le syndrome de prolifération bactérienne (SIBO)

Le syndrome de prolifération bactérienne (SIBO en anglais) est un dysfonctionnement de l'intestin grêle, en raison de la croissance excessive de bactéries. Une fois que ces bactéries interagissent avec les éléments nutritifs des aliments et les particules de nourriture, elle conduit à une fermentation qui peut entrainer une large gamme de symptômes.

Les chercheurs soupçonnent que la combinaison d'enzymes pancréatiques, la diminution de la motilité intestinale, et les acides biliaires provoquent l'apparition du SIBO. Le risque de SIBO est significativement affecté par plusieurs facteurs qui sont souvent liés aux fonctions réduites et à l'efficacité de l'intestin. S'il est laissé sans surveillance une longue période de temps, le SIBO peut amener à une carence en nutriments, en minéraux et en vitamines. Les symptômes du SIBO comprennent le stress digestif et une grave carence en nutriments.

Chapitre 3 : Les signes de l'intestin perméable

Vos intestins sont le portail de la bonne santé. Lorsque vous avez un tube digestif sain, il y a un pourcentage important que votre état de santé général soit plus susceptible d'être à son meilleur. Toutefois, un état affaibli de votre intestin est un indicateur que quelque chose ne va pas avec votre corps et s'il n'est pas diagnostiqué tôt, cela peut créer des ravages non seulement à votre système digestif, mais cela peut aussi avoir un effet néfaste sur les autres systèmes physiques de votre corps. Donc, pour repérer les signes d'un intestin perméable, il existe certains symptômes à connaitre.

Les symptômes de l'intestin

Certains symptômes sont concentrés dans l'intestin :

- Ballonnements

- Diarrhée en cours

- Gazes

- Candidose

- Constipation

Les symptômes peuvent être détectés dans tout le corps et être encore attribuées aux facteurs qui ont quelque chose à voir avec votre style de vie. L'inflammation peut provoquer l'élargissement de la paroi intestinale. Chaque fois que votre système immunitaire détecte la présence de particules qui s'échappent par la circulation sanguine, que celles-ci soient nocives ou non, les cellules défensives attaquent même les cellules saines créant ainsi une inflammation dans le corps.

Symptômes généraux

Les signes généraux des troubles intestinaux comprennent :

- Allergies alimentaires

- Fatigue chronique

- Arthrite

- Douleurs articulaires

- Allergies saisonnières / générales

- Éruptions cutanées liées à l'inflammation

- Système immunitaire affaibli du au surmenage

- Déficiences nutritionnelles

- Symptômes liés au cerveau

Le tube digestif contient le deuxième plus grand nombre de nerfs et communique avec le cerveau, selon l'étude de recherche du rôle émergent de la relation intestin-cerveau menée par Jocelyn J. et Kasper LH du Dartmouth College dans le New Hampshire en 2014.

Les symptômes liés au cerveau comprennent :

- Humeurs

- Anxiété

- Dépression

- Cerveau brouillé

Des symptômes plus graves découlant de l'intestin perméable sont également des signes de sa présence.

- Lupus systémique (ou la maladie aux mille visages)

- Du diabète

- La maladie d'Hashimoto

- Polyarthrite rhumatoïde

- La maladie cœliaque

- Syndrome du côlon irritable (IBS)

- La maladie de Crohn

- Des symptômes neurologiques

- La maladie d'Alzheimer

- L'anxiété générale

- Maux de tête / migraine

- Spectre autistique

- Fibromyalgie

- Sclérose en plaque

- Neuropathie

Intestin perméable sans symptôme

Une perméabilité accrue de l'intestin et de petites inflammations ne montre pas obligatoirement les symptômes généralement préoccupants. Cependant de nombreuses lacunes de l'intestin sont accompagnées de symptômes tels que :

- Ballonnements

- Crampes

- Gazes

- Fatigue chronique qui s'aggrave après les repas.

Chapitre 4 : Guérir un mauvais intestin

Pour le maintien d'une bonne santé intestinale, la première chose importante que vous devez prendre en compte, c'est d'éviter tous les éléments énoncés dans les chapitres précédents qui contrarient la flore intestinale et endommagent la barrière intestinale. Bien sûr, il y a des cas où nous ne pouvons pas toujours contrôler cela comme les cas de stress chronique et les infections ou lorsque que l'on porte des gènes défectueux de nos ancêtres. Cependant, même si vous êtes déjà exposé à certains de ces facteurs nocifs, il y a encore des façons de restaurer votre flore intestinale.

Comment maintenir et restaurer la bonne santé intestinale

Voici quelques dispositions à envisager pour restaurer et maintenir un tube digestif en bonne santé.

Lorsque l'on pense à la restauration de notre flore intestinale et de ses micro-organismes, les premières choses qui nous vient à l'esprit sont les aliments et les suppléments probiotiques. Les probiotiques sont le terme utilisé dans le monde nutritionnel pour appeler les bactéries et levures que nous mangeons intentionnellement dans une prestation de santé. Ils fonctionnent tout comme les antibiotiques le font dans notre corps. Cependant, ils ne sont qu'une partie des nombreuses choses que nous devons considérer. Vous pouvez remplir votre corps avec des probiotiques, mais si vous continuer à vivre un mode de vie malsain, comprenant des habitudes qui continuent d'endommager vos bactéries intestinales telles que boire de l'eau fortement chlorée et la prise d'antibiotiques, vous allez bien sûr finir par créer plus de dégâts à votre paroi intestinale.

Rappelez-vous que les micro-organismes bénéfiques ont besoin d'un écosystème stable pour survivre, grandir et prospérer. Le niveau de pH idéal est 7, un niveau inférieur à cela signifie plus d'acidité. Un niveau beaucoup plus élevé que 7 signifie plus d'alcalinité. Étant donné que votre côlon doit être légèrement acide pour inhiber la croissance des bactéries indésirables, y compris celles de type Shigella, mais aussi la Salmonelle et l'E. coli. le niveau de pH idéal doit être compris entre 6,7 et 6,9. Pour ceux qui n'ont aucune idée de ce qu'est un niveau de pH, le niveau de pH fait référence au niveau d'alcalinité ou l'acidité des substances solubles dans l'eau.

La meilleure façon, donc de restaurer le nombre de bonnes bactéries est d'augmenter le niveau d'acidité particulièrement dans votre intestin pour favoriser la croissance des bactéries lactiques (Les lactobacilles) ou « bactéries utiles ». Ces types de bactéries sont bien connus pour leurs effets bénéfiques sur votre intestin. Pour ce faire, voici quelques moyens éprouvés et efficaces à suivre. En observant simplement ces comportements, vous pouvez aider à améliorer l'état de votre barrière intestinale et de sa flore.

Mangez des aliments traditionnels

Manger régulièrement des aliments qui contiennent beaucoup de bactéries probiotiques bénéfiques comme celles qu'on trouve dans les aliments fermentés traditionnels peut contribuer à renforcer et à améliorer la flore intestinale. Ces aliments sont riches en bactéries lactiques bénéfiques qui transforment naturellement les produits laitiers aigres et fermentent les légumes.

Quand on parle d'aliments qui font l'objet processus de fermentation, vos options ne sont pas limitées au soja fermenté ou à la choucroute. D'autres options fantastiques sont considérées comme « fermentées », cela comprend aussi le thé, le yaourt, et divers légumes. Voici les 9 aliments fermentés que vous devriez inclure dans votre alimentation.

- Yaourt

- Nattō

- Kéfir

- Kombucha

- Kimchi

- Tempeh

- Cornichons

- Lassi

Consommez des gaufrettes de levure d'acide lactique

Consommer des aliments traditionnels ou prendre des suppléments probiotiques est pour certaines personnes généralement suffisant pour augmenter le nombre de bactéries bénéfiques dans l'intestin. Mais certaines personnes ont besoin d'une étape supplémentaire pour être en mesure de restaurer leur flore intestinale. Les gaufrettes de levure acide lactique peuvent fournir le même résultat que ce que vous pouvez obtenir en consommant des aliments fermentés traditionnels ou des suppléments probiotiques, et rétablir l'intérieur la flore de l'intestin.

La levure acide lactique est juste une version modifiée de la levure de bière qui aide à la production de quantités importantes d'acide lactique dans l'intestin. Les acides lactiques supplémentaires peuvent travailler rapidement lorsqu'ils sont pris avec des suppléments probiotiques et peuvent faire des merveilles dans votre intestin. Vous pouvez mâcher une de ces gaufrettes de levure acide lactique à chaque repas. Dans la plupart des cas, ce produit est nécessaire uniquement pendant 5 à 7 jours et vous pouvez continuer à prendre des suppléments de probiotiques.

Quand il y a des glucides dans notre estomac qui ne peuvent être digérée, ces bactéries aident à les fermenter. Les résultats de ce processus de fermentation aident à garder l'acidité de l'intestin et permet de transformer les bactéries nocives en micro-organismes utiles. En outre, cela aide à manger vos repas principaux deux fois par jour.

Lorsque des aliments fermentés traditionnels ne sont pas disponibles, vous pouvez prendre des suppléments de probiotiques à la place pour obtenir les avantages de ces bactéries probiotiques. Ceci est également un moyen pratique de prendre des probiotiques pour les personnes en voyage ou pour ceux qui ne peuvent tout simplement pas prendre ou manger des aliments fermentés.

Tenez compte du jeûne intermittent

Pensez à jeûner pendant un délai de 14 à 16 heures deux fois par semaine, car cela donne au tube digestif le repos nécessaire à sa charge de transformation et de digestion des aliments. Si vous optez pour un parcours de régime liquide, alors vous devez vous en tenir au bouillon d'os, de viande et de poisson et aux jus de légumes frais. Ces liquides contiennent des éléments nutritifs doux dans un intestin perméable.

Pratiquer la méditation

La méditation est un excellent combattant du stress de notre mode de vie actuel, nous sommes constamment bombardés de pressions. Alors que nous sommes fortement conscients que le stress chronique est l'une des principales causes de l'intestin perméable en raison de son effet paralysant sur le système digestif, il faut ajouter que cela rend difficile la lutte de votre corps contre les mauvaises bactéries et la prolifération des levures qui conduisent à la perméabilité intestinale ainsi qu'à des éruptions inflammatoires associées à l'intestin perméable.

La méditation est maintenant considérée comme un médicament complémentaire du corps et de l'esprit, elle produit une relaxation profonde et un état d'esprit tranquille. Une méditation de 10 minutes par jour qui implique une respiration profonde peut faire beaucoup pour libérer le stress et ralentir la partie de votre système nerveux qui inhibe la digestion. Elle active également les hormones qui aide à la digestion.

Faire un peu d'exercice physique

Faire quelques exercices physiques stimule les nerfs et aide à maintenir la mobilité de l'intestin. Un mode de vie sédentaire peut contribuer à un ralentissement neurologique de la fonction intestinale.

Prenez de probiotiques de haute qualité

Les probiotiques aident lors d'indigestions et régularise les réponses immunitaires. Vous avez besoin d'au moins 80 milliards d'UFC (unités formatrices de colonie). L'UFC est la mesure utilisée dans les probiotiques pour les bonnes et mauvaises bactéries, y compris la levure.

Faire un test de perméabilité

Les symptômes de l'intestin perméable peuvent ressembler aux symptômes d'autres maladies graves.

Pour en être sûr, consultez votre médecin et faites-le diagnostiquer adéquatement par un test de perméabilité intestinale. Aussi, demandez à votre médecin de faire un test d'allergie et d'intolérance alimentaire pour découvrir si vous avez des allergies cachées. Cela vous aidera à vous débarrasser des sources potentielles d'aliments pouvant vous causer une inflammation ou des dommages intestinaux persistants.

Traitez les agents pathogènes intestinaux

Différents parasites peuvent causer une infection dans le tractus intestinal. Les parasites sont acquis lorsque vous avez ingéré des aliments ou de l'eau contaminée. Les personnes atteintes d'une flore intestinale déséquilibrée, du syndrome de l'intestin qui perméable ou d'un affaiblissement du système de réponse immunitaire sont plus sensibles aux parasites. Il existe des moyens naturels de purification de ces parasites.

- Prenez trois fois par jour 250 milligrammes de noix de noyer noir. C'est mentionné depuis toujours comme un traitement utile des parasites.

- L'Absinthe (Artemisia absinthium L.) est connue pour ses propriétés antiparasitaires. La consommation de 200 ml de plante d'absinthe, trois fois par jour peut vous aider à vous débarrasser de ces parasites. Cependant, faites preuve d'une grande prudence avec son dosage, une trop grande dose peut être toxique.

- L'huile d'origan a des effets antibactériens et antiparasitaires. Prenez 500 mg de l'huile 4x par jour.

- Les extraits de pépins de pamplemousse ont des effets antiparasitaires, lisez les instructions de dosage de l'emballage pour connaitre la dose journalière recommandé.

Envisagez d'inclure des aliments complets dans votre alimentation

Les aliments complets (parfois appelés aliments entiers) sont des aliments dans leur état le plus naturel, ils sont les plus proches de ce que nous offre la nature. Cela veut dire qu'ils n'ont pas été transformés ou qu'ils sont peu transformés et ne contiennent aucun additif. La plupart des aliments qui sont organiques sont également probiotiques et donc utiles pour créer l'équilibre de votre flore intestinale. Les fruits et légumes frais sont quelques-uns des meilleurs aliments complets recommandés lorsque l'on souffre d'un intestin perméable.

Plan d'alimentation pour remédier à un intestin déficient

	Déjeuner du matin	Déjeuner du midi	Dîner du soir	Collation
Lundi	Salade au Poulet, Bacon et Noix de Pécan (34)	Nouilles ultimes pour un intestin en santé (46)	Sauté de saumon au gingembre (45)	Yogourt aux fruits mélangés (sans lactose)
Mardi	Délice de Saumon fumé (37), Riz Noir en mélange rapide et facile (42)	Bouillon d'os (1), Pommes de terre rôties	Salade de concombre au crabe (28)	Tortilla de dinde (27)

Mercredi	Jus de légumes, yaourt à la noix de coco et fruits, Saucisse de dinde	Saumon en croûte et aux herbes (22), Riz bouilli	Scramble doux pour l'intestin (23)	Smoothie Vert (20)
Jeudi	Porridge délice d'avoine aux fruits (43), eau / jus de citron	Salade d'été et omelette au bacon (40)	Artichauts à la vapeur avec du sel de mer et du jus de citron	Pomme ou tout autre fruit de votre choix

Vendredi	Zucchini, viande, Oignon et champignons (26)	Poulet et épinards à la noix de coco (44)	Crevettes épicées et Avocat Tourelle (38)	Concombre avec du sel, Thé aux herbes Kombucha (47)
samedi	Sauté de saumon au gingembre (45)	Poêlé de brocoli à l'italienne (36)	Ragoût de légumes	Thé aux herbes (47), Fruits mélangés

dimanche	Burger de superaliments pour le système digestif (21)	Omelette citronnée et truite fumée (31)	Saumon et épinards à la crème (41)	Nouilles de Zucchini (32)

Chapitre 5 : Retour à la vie avec les recettes de santé intestinale

Recettes de Bouillon d'Os et de Soupes

Recette n°1 - Bouillon d'Os

Portions : 2 à 4

Ingrédients

- 4 lbs (1 ,8kg) d'os de bœuf

- 2 cuillères à soupe de vinaigre de cidre de pomme

- 12 tasses d'eau (3 L.)

- 1 tasse et demi de carottes (haché)

- 1 tasse et demi de poireaux (haché)

- 3 à 5 brins de romarin frais

- 1 cuillère à café de poivre noir en gains

- 3 feuilles de laurier

- 6 gousses d'ail

- 1 oignon de taille moyenne (coupé en dés)

Instructions

1. Préchauffer le four à 450°F / 230°C. Préparer une plaque de cuisson recouverte de papier d'aluminium. Organiser les os sur la plaque de cuisson et cuire pendant environ 40 minutes, en les retournant à mi-temps pour assurer une cuisson uniforme des deux côtés.

2. Lorsque les os sont cuits, placez-les dans un grand faitout avec de l'eau. Ajouter le vinaigre et laisser

reposer à la température ambiante pendant environ 30 minutes.

3. Hacher grossièrement les légumes avant de les ajouter dans le faitout ou la marmite. Porter à ébullition et le point d'ébullition est atteint, baissez le feu et laissez mijoter à feu doux pendant 2 à 3 heures, jetez la formation mousseuse du dessus de la soupe.

4. Vous pouvez laisser mijoter pendant 48 heures pour un bouillon d'os de bœuf, 24 heures pour un bouillon d'os de poulet, et 8 heures pour un bouillon d'os de poisson.

5. Laisser refroidir un peu sans forcer son refroidissement. Verser le bouillon dans un récipient hermétique. Réfrigérer pendant 4 à 6 heures ou toute une nuit. Cela permettra à la

graisse de se former, de remonter et de se solidifier.

6. Enlevez la couche de graisse du haut avec une cuillère. Cela vous laissera avec un bouillon d'os gélatineux froid.

7. Conserver dans un bocal hermétique ou congeler pour un prêt à l'emploi. Lorsque vous êtes prêt à l'utiliser, réchauffer lentement le bouillon à feu doux pour le ramener à une consistance liquide.

APPORTS NUTRITIONNELS	
Portion	1 tasse
Calories	160 cal
Graisses	12 g
Glucides	2 g
Protéines	6 g

Recette n°2 - Soupe de Légumes et de Poulet au Bouillon d'Os

Portions : 2 à 4

Ingrédients

Pour le bouillon d'os de poulet biologique :

- 1 Poulet entier biologique

- 6 gousses d'ail

- 1 oignon

- 1 pouce (2,5 cm) de racine de gingembre

Pour la soupe :

- 4 à 6 tasses de bouillon de poulet biologique

- 2 cuillères à soupe d'huile de noix de coco

- 1 à 2 tasses d'oignons hachés

- 1 à 2 tasses de carottes hachées

- 3 à 4 Zucchinis (petits et moyens)

- 2 tasses de poulet biologique déchiquetés en morceaux

- 2 à 3 gousses d'ail écrasées ou hachées

- Sel rose de l'Himalaya

Instructions

Bouillon d'os de poulet biologique :

1. Nettoyer le poulet et le mettre dans la marmite. Ensuite, remplissez avec de l'eau jusqu'à trois quarts avant d'ajouter les autres ingrédients.

2. Cuire à feu moyen-élevé jusqu'à ébullition, puis réduire le feu et laisser mijoter en couvrant pendant 8 à 48 heures selon votre désir.

3. Laisser refroidir avant de passer le bouillon dans une passoire et de le transférer dans des bocaux de conserve en verre (exemple Pots Mason) pour le stockage. Gardez-les au réfrigérateur.

Soupe :

1. Dans une casserole, faite revenir les oignons et les carottes à l'aide de l'huile de noix de coco.

2. Lorsque les oignons deviennent translucides, ajouter le bouillon d'os et porter à ébullition.

3. Couper les Zucchinis en juliennes pour en faire comme une sorte de nouilles de courgettes aux dimensions désirées. Vous pouvez utiliser une mandoline à juliennes pour cela.

4. Ajouter les courgettes une fois que les carottes deviennent tendres et laisser mijoter.

5. Ajouter l'ail et le poulet haché. Cuire jusqu'à ébullition puis éteindre la plaque, laissez sur le rond éteint et couvrir, laissez reposer pendant 5 à 10 minutes.

APPORTS NUTRITIONNELS	
Portion	1 tasse
Calories	53 cal
Graisses	0,3 g
Glucides	0,7 g
Protéines	6 g

Recette n°3 - Moelle osseuse rôtie aux fines herbes

Portions : 1 à 2

Ingrédients

- Romarin frais

- Thym frais

- Os à moelle de bœuf biologique ou principalement nourrit dans un pâturage

- Fleur de sel et poivre noir au goût

Instructions

1. Décongeler les os s'ils sont congelés.

2. Préchauffer le four à 400°F / 200°C, disposer les os dans un plat de cuisson.

3. Hacher finement le thym et le romarin frais et les saupoudrer sur les os.

4. Faites rôtir les os pendant environ 15 minutes jusqu'à ce qu'il n'y ait plus de résidus roses visibles à l'intérieur des os, mais assurez-vous de ne pas faire cuire trop longtemps afin que la moelle ne se détache pas et ne s'échappent pas de l'intérieur de l'os.

5. Assaisonner avec du sel et du poivre et servir chaud.

APPORTS NUTRITIONNELS	
Portion	30 g
Calories	37 cal
Graisses	2,5 g
Glucides	0,2 g
Protéines	3,1 g

Recette n°4 - Bouillon de bœuf maison

Portions : 1 à 2

Ingrédients

- 2.5 lbs (1,13 kg) d'os de moelle

- Jus extrait d'un demi citron ou quelques gouttes de vinaigre de cidre de pomme.

- 2 cuillères à soupe de persil

- 2 cuillères à soupe de sel de mer

- 2 cuillères à soupe de poivre noir

- Légumes (en option)

Instructions

1. Mettre les os dans un faitout ou dans une mijoteuse.

2. Ajouter quelques gouttes de vinaigre de cidre de pomme ou de jus de citron.

3. Remplissez la marmite avec de l'eau filtrée, mais pas trop pour que ça ne déborde pas lors de l'ébullition. Réglez la cuisson à feu doux pendant 24 heures.

4. Au bout de 24 heures, vous pouvez ajouter quelques légumes pendant quelques temps pour donner un supplément de saveur. Vous pouvez choisir des carottes, des oignons doux, des tiges de céleri et un peu de sel et de poivre au goût. Assurez-vous de retirer les légumes avant qu'ils ne soient trop cuits.

5. Continuer le mijotage pendant encore environ 12 heures ou suivant votre préférence, plus vous faites cuire, plus les éléments nutritifs se libèrent dans le bouillon.

6. Au bout de ces 30 heures de cuisson lente, vérifiez si la moelle osseuse s'est détachée des os, éteindre le feu et laisser refroidir.

7. Une fois refroidi, recueillir le bouillon en utilisant une passoire à mailles.

8. Conservez-le dans le réfrigérateur pour plus tard et faites réchauffer quand nécessaire.

APPORTS NUTRITIONNELS	
Portion	2 tasses
Calories	250 g
Graisses	5 g
Glucides	2 g
Protéines	3 g

Recette n°5 - Soupe Thai aux Carottes

Portions : 1 à 2

Ingrédients

- 1 Gros oignon, coupé en dés

- Environ 1 pouce (2,5 cm) de tranche de gingembre frais, pelé et râpé (environ 1 c.).

- 1 cuillère et demi à café de poudre de curry

- 2 cuillerées à soupe d'huile d'olive ou d'huile de noix de coco ou du ghee

- 3 à 4 tasses de bouillon ou d'eau

- 1/4 de tasse de lait de noix de coco (ou autre lait)

- 2 livres (900 g) de carotte pelées et coupées en rondelles

- 1/2 cuillère à café de sel

- 1 à 2 cuillère à café de jus de citron frais (facultatif)

Instructions

1. Placez un faitout à feu moyen pour le garder au chaud. Lorsque qu'il est chaud, ajoutez l'huile, puis les oignons et réservez 5 à 19 minutes jusqu'à ce qu'ils apparaissent translucides.

2. Ajouter les épices et le sel d'oignons, enrober uniformément.

3. Ajouter le bouillon ou l'eau et les carottes

4. Laisser mijoter pendant environ 15 minutes jusqu'à ce que les carottes soient tendres.

5. Servir chaud.

APPORTS NUTRITIONNELS	
Portion	1 tasse
Calories	170 cal
Graisses	12 g
Glucides	16 g
Protéines	1 g

Recette n°6 - Soupe aux Moules

Portions : 6

Ingrédients

- 4 tasses de moules, coupées en morceaux

- 6 tasses de bouillon d'os

- 2 piments jalapeño, épépinés et tranchés

- 1 cuillère à soupe de coriandre

- 1 cuillère à soupe de persil

- 4 cuillère d'huile de noix de coco

* Ajoutez vos légumes, herbes, et épices préférés

Instructions

1. Verser le bouillon d'os dans une grande casserole et laisser mijoter à feu doux. Puis, ajouter persil, piment et coriandre dedans.

2. Ajouter aussi les moules et l'huile de noix de coco. Laisser mijoter jusqu'à ce que les moules ouvrent leurs coquilles.

3. Servir la soupe dans des bols.

APPORTS NUTRITIONNELS	
Portion	1 tasse
Calories	80 cal
Graisses	2,2 g
Glucides	2,5 g
Protéines	16 g

Recette n°7 - Potage de Pommes de terre au Poulet

Portions : 1 à 2

Ingrédients

- 1 oignon haché

- 3 branches de céleri, hachées

- 12 oz. (340 g) de lard (bacon) sans nitrate, coupé en dés

- 4 gousses d'ail, hachées

- 2 feuilles de laurier

- 6 tasses de patates douces blanches, pelées et coupées en dés

- 8 tasses de bouillon d'os de poulet

- 5 à 7 tasses de poulet cuit, déchiqueté

- 6 tasses de panais, pelé et coupé en cubes (ou rutabaga ou une combinaison des deux)

- 1 poireau (voir la note sur la préparation ci-dessous)

- Jus d'un gros citron (ou un peu plus)

- 2 carottes, hachées

- Sel et poivre au goût

- Oignons verts, en option

Instructions

1. Commencez par préparer le poireau. Coupez-le en deux sur la longueur puis couper en tranches fines. Placer les tranches de poireaux dans un bol d'eau froide. Après quelques secondes, le sortir de l'eau et les égoutter.

2. Préchauffer une grande casserole ou un faitout à feu moyen et ajouter le lard puis remuer un peu

jusqu'à ce qu'il devienne un peu croustillant. Retirer le lard de la casserole, le placer sur du papier absorbant pour l'égoutter et mettre de côté.

3. Ajouter les oignons, le céleri, les poireaux et les carottes dans la casserole ou fait qui a servi faire cuire le lard avec de la graisse. Cuire en remuant jusqu'à la tendreté. Ajouter l'ail et remuer encore plus pendant 30 secondes.

4. Ajouter les pommes de terre, feuilles de laurier, le bouillon d'os et le panais. Cuire jusqu'à ce que les légumes soient cuits et tendres.

5. Retirer la feuille de laurier. Verser environ un tiers ou la moitié de la soupe dans un mélangeur à haute puissance. Assurez-vous d'inclure le bouillon et les légumes. Transformez en purée jusqu'à l'onctuosité. Vous pouvez également utiliser un

batteur si disponible pour mélanger directement dans la casserole.

6. Une fois mis en purée, remettre la soupe dans la casserole et remuer. Notez que la soupe s'épaissit et devient crémeuse.

7. Ensuite, ajouter le sel et le poivre au goût avec le jus de citron. Bien mélanger et adapter au goût.

8. Ajouter le poulet déchiqueté et mélanger à nouveau.

9. Servir avec le bacon et des oignons verts pour la décoration.

APPORTS NUTRITIONNELS	
Portion	1 tasse
calories	155 cal
graisses	4 g
Les glucides	41 g

Protéine	8 g

Recette n°8 - Soupe Vietnamienne au Poulet

Portions : 1

Ingrédients

- 2 gousses d'ail écrasées

- ⅓ tasse d'oignon vert, haché fin

- 1 cuillère à soupe d'huile

- 2 tasses de champignons Shiitake (de préférence), tranchés

- 4 tasses de bouillon d'os de poulet

- ½ tasse de lait de coco

- 2 cuillères à café de gingembre râpé

- 2 cuillères à soupe de jus de lime fraîchement pressé

- 1 cuillère à soupe de sauce « Red Boat Fish » (Sauce nuoc-mâm vietnamienne)

- 1 à 2 carottes, pelées et en morceaux

- ¼ de cuillère à café de coriandre haché

- 1 lb (450 g) de poulet désossé, sans peau et coupé en cubes

- 2 tasses de Zucchini coupées en juliennes

Instructions

1. Dans une grande casserole, chauffer l'huile à feu moyen.

2. Faire revenir l'ail, le gingembre, les champignons, les oignons et les carottes râpées pendant environ 3 minutes.

3. Puis ajouter le bouillon, la sauce de poisson et le lait de coco.

4. Porter à ébullition, puis réduire le feu tout en lui permettant de laisser mijoter.

5. Ajouter le poulet et laisser mijoter pendant 7 à 10 minutes.

Recette n°9 - Soupe Vietnamienne au Bœuf

Portions : 2

Ingrédients

Pour le bouillon phở :

- La moitié d'un oignon

- 4 livres (1,8 kg) d'os de bœuf

- 2 cuillères et demi à soupe de sauce de poisson nuoc-mâm ou au goût

- 4 pouces (10 cm) de gingembre, en tranches

- 16 oz (450 g) de vermicelle frais ou sèc

- 9 tasses d'eau

- 1 cuillère à café de sucre

- 1 paquet d'épices vietnamienne phở ou pour préparer ces épices : 2 bâtons de cannelle, 1 cuillère à café de fenouil, 2 cuillère à café de coriandre entier, 3 clous de girofle, 3 d'anis étoilé (badiane) biologique et 1 gousse de cardamome

Pour les bols phở :

- 11 onces (310 g) de boulettes vietnamiennes, coupé en deux

- 1/2 livre (220 g) de bavette, rouelle, faux-filet ou contre-filet de bœuf coupé en tranches aussi fines que possible.

- Pour la table

- 2 grosses poignées de germes de soja

- 2 à 3 piments rouges, coupés en tranches

- Herbes fraîches : coriandre, basilic thaï, menthe

- Sauce épicée aux piments rouges Sriracha

- 1 à 2 limes, coupées en quartiers

- Sauce hoisin (sauce barbecue chinoise)

Instructions

1. Faire bouillir l'eau dans une grande casserole à feu vif. A l'ébullition, ajouter les os de bœuf et bouillir pendant environ 10 minutes.

2. Dans le même temps, préchauffez la poêle à feu moyen-doux. Ajouter les épices vietnamienne phở et faire griller pendant environ 2 à 3 minutes ou jusqu'à ce que les arômes se font sentir. Placez les épices dans une mijoteuse. Dans une poêle à frire à feu moyen-vif mettre une cuillère à soupe d'huile. Une fois l'huile chaude, ajouter les tranches de gingembre et la moitié d'oignon. Retournez pour

brunir les deux côtés. Ajouter l'oignon et le gingembre dans la mijoteuse.

3. Égoutter et jeter l'eau de cuisson des os et les rincer pour les nettoyer. Ajouter les os dans la mijoteuse à feu doux et remplir avec de l'eau douce - environ 1 ½ pouces (4 cm) juste en dessous de la surface. Puis, ajouter le sucre et la sauce de poisson. Mettre le couvercle et faire mijoter pendant environ 8 heures. Goûtez et assaisonnez.

4. Lorsque vous êtes prêt, préparer le reste des ingrédients pour les bols de phở. Faire bouillir une casserole d'eau et ajoutez les boulettes de bœuf dès qu'elle atteint le point d'ébullition et cuire pendant environ 2 minutes. Retirer des boulettes en laissant l'eau à ébullition. Faire cuire les vermicelles selon les instructions de l'emballage.

Lorsque vous utilisez des vermicelles frais, ajouter quelques minutes à ébullition, puis les égoutter.

5. Préparer 4 grands bols vides sur le comptoir et les remplir de vermicelles, la base de bœuf et les fines tranches de bœuf uniformément répartis entre les bols. Mettre une louche du bouillon phở dans chaque bol en vous assurant que le bouillon est assez chaud pour cuire les minces tranches de bœuf avant de servir. Garnir de quartiers de lime, piments et herbes fraîches. Et servir avec la sauce hoisin et la sauce chili Sriracha.

APPORTS NUTRITIONNELS	
Portion	1 tasse
Calories	340 cal
Graisses	15 g
Glucides	3 g
Protéines	20 g

Recette n°10 - Velouté de Brocoli

Portions : 2

Ingrédients

- 2 gousses d'ail

- Une pomme de terre, pelées et grossièrement haché en cubes d'environ 1,5 cm / ½ pouce

- 1 tasse de lait (à faible teneur en matière grasse, de vache ou de soja)

- 2 tasses de bouillon ou de fond de légumes

- 1 oignon blanc ou brun, à peu près en dés

- Une grande tête de brocoli

- ½ tasse d'eau

- Sel et poivre

Instructions

1. Cassez les fleurettes de brocoli en morceaux. Jeter la tige principale et coupez les autres tiges en morceaux de la taille d'un pouce (2,5 cm).

2. Mettre tous les ingrédients excepté le lait, le poivre et le sel dans une casserole, couvrir et mettre à ébullition. Une fois à ébullition, baissez le feu à moyen et laisser mijoter pendant 8 à 10 minutes.

3. Retirez le couvercle de la casserole, ajoutez le lait, puis porter à ébullition. Retirer du feu et battre à l'aide d'un fouet manuel.

4. Une cuisson plus longue à feu moyen va épaissir le velouté. Goûter et assaisonner selon l'envie.

APPORTS NUTRITIONNELS	
Portion	1 tasse
Calories	300 cal
Graisses	22 g
Glucides	18 g
Protéines	4 g

Smoothies, jus et autres boissons de détoxification

Recette n°11 – Soda naturel au Gingembre

Cette ancienne boisson au gingembre naturellement fermentée est rempli d'enzymes et de probiotiques bénéfiques aidant à rétablir et à maintenir la santé intestinale.

Portions : 1

Ingrédients

- 1 morceau de gingembre d'environ 1 à 2 pouce (2,5 à 5 cm)

- ½ tasse de sucre organique ou ajouter de la mélasse si vous utilisez du sucre ordinaire

- ½ cuillère à café de sel de mer ou de sel de l'Himalaya

- ½ tasse de jus de citron frais ou de jus de citron vert

- ½ tasse d'eau filtrée (sans chlore)

- ½ tasse de levain de gingembre fait maison ou ¼ tasse de lactosérum

APPORTS NUTRITIONNELS	
Portion	une bouteille
Calories	170 cal
Graisses	0 g
Glucides	42 g
Protéines	0 g

Recette n°12 - Kéfir au Jus de Coco

Portions : 1

Ingrédients

- 4 tasses de jus de coco (eau de coco)

- ¼ de tasse de grains de Kéfir d'eau ou de Kit de démarrage pour kéfir

Instructions

1. Dans un bocal, mélanger tous les ingrédients et le mettre sur un comptoir de cuisine. Le laisser là 1 à 2 jours. Au bout de 2 jours, vérifier le kéfir d'eau au jus de coco. Si le goût est aigre alors il est prêt. S'il est encore doux, laissez-le encore un autre jour.

2. Conservez au réfrigérateur et l'utiliser froid dans les 3 jours. Ajouter un peu de jus de citron pour plus de saveur.

APPORTS NUTRITIONNELS	
Portion	100 ml
Calories	28 cal
Graisses	0 g
Glucides	0,5 g
Protéines	0,2 g

Recette n°13 - Jus d'orange de détoxication

Portions : 1

Ingrédients

- Jus d'orange fraîchement pressé

- Eau filtrée

- 1/2 cuillère à café de culture de départ ou 2 cuillères à soupe de lactosérum

- Sel de mer

Instructions

1. Préparer environ 2 tasses et demi de jus d'orange fraîchement pressé

2. Ajouter ½ cuillère à café de culture de départ ou 2 cuillères à soupe de lactosérum. Ajouter une pincée de sel.

3. Remplissez le pot avec une tasse d'eau (à température ambiante et filtré). Laissez environ 1 pouce (2,5 cm) d'espace avec le couvercle

4. Couvrir et secouer rapidement quelques instants. Laissez-le pendant environ 48 heures à la température ambiante.

5. Mettre à refroidir au réfrigérateur et ayez du plaisir à en boire !

APPORTS NUTRITIONNELS	
Portion	1 tasse
Calories	59 cal
Graisses	0 g
Glucides	14 g
Protéines	1 g

Recette n°14 – Thé de Gingembre et d'Orme apaisant pour le système digestif

Portions : 1

Ingrédients

- 1 cuillère à café de poudre d'orme rouge

- 1 cuillère à café de racine de gingembre fraiche

- 2 tasses d'eau purifiée

Instructions

1. Râper votre gingembre frais et le placer dans votre théière.

2. Ajouter les 2 tasses d'eau et porter à ébullition.

3. Passer à travers un tamis pour séparer les résidus.

4. Ajouter la poudre d'orme rouge et remuer.

APPORTS NUTRITIONNELS	
Portion	1 c. à café
Calories	5 cal
Graisses	0 g
Glucides	1,2 g
Protéines	0 g

Recette n°15 - Smoothie de guérison du système digestif

Portions : 1

Ingrédients

- 1 à 2 tasses de lait de coco plein de gras ou de lait d'amande

- 2 bananes congelées, coupées en morceaux

- 1 cuillère à soupe, de gingembre fraîchement râpé

- 1/2 cuillère à café de pollen d'abeille

- 1/2 cuillère à café de Chia ou de graines de lin

- 2 cuillères à soupe de protéine de collagène ou de protéine de lactosérum

- 2 tasses d'épinards

- 2 tasses de chou kale (choux frisé)

- 1/2 avocat

- 1 cuillère à soupe de cœurs de chanvre

- 1 cuillère à soupe de miel brut ou de miel de Mānuka

Instructions

Mettre les ingrédients dans un robot culinaire mélangeur et mettre à vitesse élevée jusqu'à obtenir une consistance lisse (environ 2 à 3 minutes).

Servir avec de la glace.

APPORTS NUTRITIONNELS	
Portion	2 tasses
Calories	375 cal
Graisses	40 g
Glucides	26 g
Protéines	13 g

Recette n°16 - Lait Curcuma Anti-inflammatoire

Portions : 1

Ingrédients

- ½ à 3/4 de cuillère à café de gingembre

- ½ tasse de crème de coco

- ½ tasse d'eau filtrée ou une tasse de lait de coco

- De 1 à 2 cuillère à café de Miel, au goût

- ½ à 3/4 de cuillère à café de curcuma (Safran des Indes)

- Un soupçon de poivre fraîchement moulu

- Autres ajouts possibles :

- ¼ de cuillère à café de cannelle

- ½ cuillère à café de cardamome

Instructions

1. Dans une casserole, faire chauffer à feu moyen-doux la crème de noix de coco et l'eau filtré ou le lait de noix de coco, le curcuma, le gingembre et le poivre moulu jusqu'à ébullition. Retirer du feu et laisser le mélange reposer pendant 10 à 20 minutes pour améliorer la saveur.

2. Réchauffer un peu (mais pas trop chaud) et ajouter le miel au goût. Prenez du plaisir !

APPORTS NUTRITIONNELS	
Portion	12 oz.
Calories	130 cal
Graisses	1 g
Glucides	30,1 g
Protéines	3,7 g

Recette n°17 - Jus de Concombre à la Coriandre

Portions : 1

Ingrédients

- 1 pouce (2,5 cm) de racine de gingembre

- 1 Jícama (pois patate)

- 1 concombre

- 1 citron vert

- Une poignée de coriandre fraîche

- 2 onces (1/4 de tasse) de gel comestible d'aloe vera (facultatif)

APPORTS NUTRITIONNELS	
Portion	1 concombre
Calories	28 cal
Graisses	0,3 g
Glucides	7,7 g
Protéines	1,4 g

Recette n°18 – Jus de Concombre à la Menthe

Portions : 1

Ingrédients

- 1 concombre

- ½ tête de fenouil

- 2 poignées de feuilles de menthe

- ½ citron

APPORTS NUTRITIONNELS	
Portion	2,24 oz.
Calories	35 cal
Graisses	0 g
Glucides	8 g
Protéines	0 g

Recette n°19 – Smoothie Revitalisant au Jus de Papaye

Portions : 1

Ingrédients

- La moitié d'une petite papaye

- 1 banane

- Une tranche de citron

APPORTS NUTRITIONNELS	
Portion	1 tasse et 1/4
Calories	176 cal
Graisses	1 g
Glucides	42 g
Protéines	3 g

Recette n°20 – Smoothie Vert, Recette énergisante naturelle pour le système digestif

Portions : 1

Ingrédients

- 1 concombre

- 1 pouce (2,5 cm) de gingembre en tranche

- 1 tête de fenouil

- 1 à 2 poignées de feuilles de menthe

- ½ à 1 citron (facultatif)

APPORTS NUTRITIONNELS	
Portion	1 tasse
calories	40 cal
graisses	0 g
Les glucides	8 g
Protéine	2 g

Comment préparer les jus de fruits / de légumes et les smoothies

- Nettoyer chaque fruits et légumes à utiliser. Retirer les noyaux et la peau si nécessaire avant de les couper en petits morceaux. Couper les fruits en petit cubes de 2,5 cm aidera le mélangeur et maximisera l'extraction de jus. Pour les fruits durs comme les pommes, ajouter une demi-tasse d'eau pour quatre pommes. Vous pouvez ajouter plus d'eau plus tard lors de l'utilisation du mélangeur/ extracteur de jus traditionnel ou d'un mélangeur smoothie en cas de besoin selon la consistance désirée.

- Placer les ingrédients durs en premier et transformer en purée quelques minutes. Puis ajouter les autres ingrédients et continuer le mélange jusqu'à la consistance désirée. Placer au réfrigérateur pour refroidir avant de servir.

Recettes anti perméabilité pour l'intestin

Recette n°21 – Burger de superaliments pour le système digestif

Portions :

Ingrédients

- 1¼ lbs (566 g) de bœuf haché biologique

- ¼ de tasse de moutarde biologique

- ½ tasse de choucroute biologique égouttée

- ½ tête de laitue biologique

- ½ tasse de cresson biologique

- ½ oignon blanc biologique, tranché

- Sel rose de l'Himalaya

Direction

1. Former le bœuf en quatre galettes style hamburger de ¾ po (2 cm) d'épaisseur. Assaisonner au goût avec le sel rose.

2. Griller et/ou cuire à feu moyen-élevé les galettes jusqu'au point de cuisson voulu.

3. Utilisez les feuilles de laitue comme des « pains à hamburgers » et ajouter les galettes, l'oignon, le cresson, la moutarde et la choucroute.

Avantages : Vous obtiendrez les bonnes graisses anti-inflammatoires tels que des acides linoléiques conjugués (ALC) et des omégas dans la viande de bœuf nourrit biologiquement dans les pâturages, les probiotiques et les phytonutriments des légumes, de même que les

bonnes bactéries de la choucroute, le tout dans un seul repas !

APPORTS NUTRITIONNELS	
Portion	1 hamburger
Calories	40 cal
Graisses	3 g
Glucides	5 g
Protéines	2 g

Recette n°22 - Saumon en croûte et aux herbes

Portions :

Ingrédients

Pour le saumon :

- 2 x 6 oz (2x 170 g) de filets de saumon

- 1 cuillère à soupe de farine de noix de coco

- 2 cuillères à soupe de persil frais ou séché

- 1 cuillère à soupe de moutarde de Dijon

- Une cuillère à soupe d'huile d'olive

- Sel et poivre

Pour la salade :

- 2 tasses de roquette

- ¼ d'oignon rouge, coupé en tranches minces

- 1 cuillère à soupe de vinaigre de vin blanc

- 1 jus de citron

- 1 cuillère à soupe d'huile d'olive

- Sel et poivre

Instructions

1. Préchauffer le four à 450 ° F / 230 ° C.

2. Pendant ce temps, mettre le poisson sur une plaque de cuisson recouverte de papier d'aluminium ou de papier sulfurisé.

3. Badigeonner les filets de poisson avec la moutarde et l'huile d'olive.

4. Mélanger la farine, le persil, le sel et le poivre dans un petit bol.

5. Avec une cuillère, saupoudrer le mélange sur les filets. Tapoter délicatement les filets.

6. Faire cuire environ 10 à 15 minutes ou selon votre degré de cuisson désiré.

7. Pendant la cuisson des filets, mélanger tous les ingrédients de la salade dans un grand saladier.

8. Une fois que les filets sont faits, dresser avec la salade et servir.

APPORTS NUTRITIONNELS	
Portion	1 filet
Calories	455 cal
Graisses	22,7 g
Glucides	12 g
Protéines	33 g

Recette n°23 – Scramble doux pour l'intestin

Portions : 4

Ingrédients

- 8 oz. (230 g) de porc ou d'agneau haché

- 10 tomates cerise coupées en deux

- 2 copieuses tasse de chou ou de chou kale ou de chou frisé noir

- 1 tasse de carottes ou de patate douce, émincés

- 4 œufs battus

- Sel de mer et poivre

- Avocat, oignons verts ou ciboulette pour la garniture

Instructions

1. Dans une poêle antiadhésive, faire dorer le porc ou l'agneau à feu moyen. Ajouter les carottes râpées

(ou la patate douce) ainsi que les tasses de chou. Continuer de faire cuire pendant environ 3 minutes ou jusqu'à ce que les feuilles de chou flétrissent. Placer les tomates et remuer pendant environ 30 secondes.

2. Baisser le feu à moyen-doux, ajoutez les œufs battus dedans et remuer. Assaisonnez avec du sel et du poivre. Dresser avec garniture préférée et servir.

APPORTS NUTRITIONNELS	
Portion	1 tasse
Calories	208 cal
Graisses	57 g
Glucides	30 g
Protéines	51 g

Recette n°24 - Cari de Poulet à la Noix de Coco

Portions : 1

Ingrédients

- 1 poitrine de poulet, déjà cuite et coupée en petites bouchées

- 13,5 onces (40 cl) de lait de coco riche en matière grasse.

- 1 cuillère à soupe d'huile d'olive

- 1 patate douce, pelée et coupée en demi cubes

- 2 gousses d'ail haché

- ½ tasse d'oignons verts, hachés

- ½ cuillère à café de curcuma (Safran des Indes)

- 1 cuillère à soupe de coriandre

- ½ cuillère à café de cumin

- ½ cuillère à café de poudre d'oignon

- Oignon, coupé en dés

- Branches de céleri, hachées

- 1 tasse d'eau

- 1 cuillère à café de sel

- 1 avocat, coupé en tranches pour la garniture

Instructions

1. Placez une grande poêle à feu moyen et versez l'huile.

2. Ajouter l'ail haché et faire dorer légèrement.

3. Ajouter les oignons et cuire jusqu'à ce que les oignons soient translucides.

4. Ensuite, ajoutez la poudre d'oignon, le cumin, le curcuma, la coriandre et. Mélanger les herbes et ajoutez les pommes de terre, le céleri et les oignons verts.

5. Verser une tasse d'eau et une cuillère à café de sel. Faire bouillir jusqu'à ce que les pommes de terre soient tendres.

6. Ajouter le lait de coco et le poulet déjà cuit. Laissez mijoter à feu doux pendant quelques minutes.

7. Garnir de tranches d'avocat avant de servir.

APPORTS NUTRITIONNELS	
Portion	1 tasse
Calories	421 cal
Graisses	g 26.6
Glucides	11.2 g
Protéines	36,1 g

Recette n°25 – Patates au Bacon

Portions : 1

Ingrédients

- 2 tasses d'épinards frais

- 2 pommes de terre douces moyennes, cuites, réchauffés et coupées en deux

- 1 gros oignon doux, coupé en tranches

- 4 tranches de bacon

- 1 avocat, coupé en cubes

- 1 échalote, hachée

- 3 gousses d'ail, tranchées

- 1 cuillère à soupe d'huile de noix de coco

Instructions

1. Mettre une grande poêle à feu moyen et faire revenir les tranches de bacon. Une fois cuit, disposer sur une assiette et mettre de côté. Ne pas retirer la graisse de la poêle.

2. Mettre une cuillère à soupe d'huile de noix de coco dans la casserole et ajouter l'ail et les oignons. Cuire à feu moyen, en remuant souvent jusqu'à ce que les oignons soient caramélisés. Retirer le mélange oignon ail de la poêle et mettre de côté.

3. Placez les épinards dans la poêle et faire cuire jusqu'à ce que les feuilles flétrissent.

4. Disposez les pommes de terre en tranches sur une assiette de service. les garnir avec le mélange ail oignons caramélisés, la moitié des épinards, deux

tranches de bacon, et la moitié de l'avocat. Servir encore chaud.

APPORTS NUTRITIONNELS	
Portion	1 tasse
Calories	340 cal
Graisses	14,6 g
Glucides	38,2 g
Protéines	14,6 g

Recette n°26 – Zucchini, Viande, Oignons et Champignons

Portions : 1

Ingrédients

- 1 petite courgette Zucchini, tranchée mince

- 1 lb (450 g) de bison biologique

- 1 petit oignon blanc, tranché finement

- 3 cuillère à café de farine de noix de coco

- 1 cuillère à soupe de basilic séché

- 1 cuillère à soupe de poudre d'oignon

- 1 cuillère à soupe d'ail en poudre

- 1 cuillère à café de sel de mer

- 2 cuillères à soupe de tapenade aux olives Kalamata. (optionnel)

- 10 champignons de Paris, émincés (optionnel)

Instructions

1. Préchauffer le four à 400 °F / 205 °C.

2. Dans un bol moyen, placer le bison, l'oignon blanc, la poudre d'oignon, le basilic séché, la poudre d'ail et le sel. Mettre de côté.

3. Dans le fond d'un plat allant au four en verre ou une grande poêle en fonte, pressez sur le mélange de viande précédent autant que possible.

4. Dresser sur le mélange de viande une couche mince d'olive. Ensuite, répartir uniformément les courgettes, l'oignon et les tranches de champignons.

5. Cuire au four pendant environ 25 minutes ou jusqu'à ce que les légumes soient tendres et que la viande soit bien cuite.

APPORTS NUTRITIONNELS	
Portion	une tranche
Calories	411 cal
Graisses	17 g
Glucides	41 g
Protéines	23 g

Recette n°27 – Tortilla de dinde

Portions : 2

Ingrédients

- 8 tranches de viande de dinde à déjeuner, émincés

- 2 tortillas sans grain (ou plus de 2 plus si on le souhaite)

- 4 feuilles de laitue romaine

- ½ tasse de germes de luzerne

- ½ tasse de carottes râpées

- 1 avocat, dénoyauté et tranché

- 2 cuillères à soupe de moutarde biologique au vinaigre de cidre de pomme

Instructions

1. Dans une casserole, sans matières grasses, réchauffer les tortillas jusqu'à ce qu'ils soient dorés.

2. Répartissez la moitié des tranches d'avocat sur les tortillas et étendre la moutarde dessus.

3. Placer sur le dessus quatre tranches de dinde par tortilla.

4. Placez les feuilles de laitue sur le dessus des tranches de dinde, suivis de carottes et des germes.

5. Replier chaque tortilla en deux ou en utiliser une autre pour couvrir.

APPORTS NUTRITIONNELS	
Portion	1 sandwich
Calories	285,7 cal
Graisses	12,6 g
Glucides	g 26.6
Protéines	16,5 g

Recette n°28 - Salade de Concombre au Crabe

Portions : 2

Ingrédients

- 5 oz. (140 g) de chair de crabe, cuites et réfrigérées

- 1 concombre, coupé en tranches minces

- 2 tiges de céleri, en tranches fines

- ¼ de tasse d'oignon rouge émincé

- 2 cuillères à soupe de nectar de noix de coco

- 2 cuillères à soupe de sauce noix de coco Aminos

- 2 cuillères à soupe de jus de citron

- 1 cuillère à soupe d'huile de sésame grillé

- 12 oz. (340 g) de nouilles de varech

Instructions

1. Ajouter tous les ingrédients sauf les nouilles dans un grand bol à salade. Mélanger le tout pour combiner.

2. Ajouter les nouilles de varech et réfrigérer avant de servir.

APPORTS NUTRITIONNELS	
Portion	1 tasse
Calories	201 cal
Graisses	6 g
Glucides	11 g
Protéines	26 g

Recette n°29 - Salade de Brocoli

Portions : 2

Ingrédients

- 3 tasses de bouquets de brocoli

- 2 tasses de tiges de brocolis, râpées

- 1 tasse de mayonnaise de type Paléo

- ½ tasse de raisins secs dorés

- ½ tasse d'oignons verts, hachés

- ½ tasse de graines de tournesol

- 2 cuillères à soupe de vinaigre de vin rouge

Instructions

1. Mélanger les oignons verts, les raisins secs dorés, les graines de tournesol, les fleurettes de brocoli, et les tiges râpées dans un grand saladier.

2. Ajouter le vinaigre et remuer.

3. Ajouter la mayonnaise et mélanger jusqu'à une consistance homogène. Réfrigérer avant de servir.

APPORTS NUTRITIONNELS	
Portion	1 tasse
Calories	25 g
Graisses	0 g
Glucides	4 g
Protéines	2 g

Recette n°30 - Salade Israélienne et Poulet Grillé

Portions : 2

Ingrédients

- 1 concombre anglais, haché

- 2 très grosses tomates, hachées

- 1 poivron rouge, haché

- 1 poivron jaune, haché

- ½ oignon rouge moyen, haché

- ½ tasse d'herbes*, hachées

- 4 cuillère à café d'huile d'olive

- ½ jus de citron (ou plus au goût)

- Zest d'un citron

- Sel et poivre

- Poulet grillé, pour servir avec

* Remarque : Vous pouvez choisir du persil italien, de la coriandre, de la menthe ou un mélange de ceux-ci.

Instructions

Placez tous les ingrédients dans un grand bol à salade. Mélanger jusqu'à ce que le tout soit complètement combiné.

Servir avec du poulet grillé.

APPORTS NUTRITIONNELS	
Portion	1 gramme
Calories	204 cal
Graisses	15 g
Glucides	3 g
Protéines	13 g

Recette n°31 – Omelette Citronnée et Truite fumée

Portions : 2

Ingrédients

- 5 œufs de poules élevées en plein air ou bio

- 200g de filet de truite fumé

- 2 cuillère à café de jus de citron

- 1 de zeste de citron

- 1 cuillère à soupe de Ghee ou d'huile de noix de coco

- Sel et poivre

- 2 quartiers de citron, pour accompagner

Instructions

1. Fouetter les œufs, le jus de citron et le zeste dans un bol.

2. Faire chauffer une poêle à feu moyen-vif avec le Ghee ou l'huile de noix de coco.

3. Ajouter les œufs et cuire en omelette.

4. Assaisonnez avec du sel et du poivre. Servir avec de la truite fumée et des quartiers de citron sur le côté.

APPORTS NUTRITIONNELS	
Portion	100 grammes
Calories	206 cal
Graisses	8 g
Glucides	0,4 g
Protéines	31,3 g

Recette n°32 – Nouilles de Zucchini

Portions : 2

Ingrédients

- 2 grandes courgettes lavées et épongées

- 1 cuillère à soupe d'huile noix de coco ou du ghee

- Sel de mer et poivre

Instructions

1. Couper les courgettes en fines lanières avec une mandoline pour faire « des nouilles. »

2. Mettez les nouilles dans une passoire et saupoudrer généreusement de sel de mer. Mettre de côté pendant environ 20 minutes ou jusqu'à ce que l'humidité ai été retirée des nouilles.

3. Après le temps imparti, tapoter les nouilles avec une serviette en papier pour bien sécher.

4. Placez la casserole à feu moyen et faire fondre le ghee ou réchauffer l'huile. Une fois chaud, ajouter les nouilles et mélanger pendant environ une minute ou deux jusqu'à cuisson.

5. Servir avec votre sauce pour pâtes préférées.

APPORTS NUTRITIONNELS	
Portion	125 grammes.
Calories	90 cal
Graisses	8 g
Glucides	4 g
Protéines	1 g

Recette n°33 – Croquettes de Poisson Relevés et Salade pour une santé intestinale

Portions : 2

Ingrédients

Pour les gâteaux de poisson :

- 750g de poisson blanc, coupé en dés

- 2 œufs

- 4 (parties vertes seulement) d'oignons de printemps (oignon nouveau, oignon vert) coupés en tranches

- 1 long piment rouge, haché

- 1 tasse et demi de noix de macadamia

- 1 gousse d'ail, hachée

- 1 cuillère à soupe de vinaigre de cidre de pomme

- 1 cuillère à soupe d'huile de noix de coco

- 1 cuillère à soupe de jus de citron vert

Pour la salade :

- 4 feuilles de laitue Iceberg

- ½ gros concombre, coupé en tranches

- Une poignée de tomates cerises

- Une poignée de menthe vietnamienne

- 2 cuillères à soupe d'huile d'olive

- 2 cuillères à soupe de jus de citron vert

- 1 Lime, coupée en deux

Instructions

1. Mettre le poisson, 1 œuf, oignons, gingembre, piment, ail et jus de lime dans un robot culinaire. Mélanger jusqu'à ce l'obtention d'une texture lisse.

2. Dans un bol, fouetter l'autre œuf.

3. Dans une assiette, mettre les noix de macadamia.

4. Retirer le mélange de poissons du robot et les former en petite croquettes.

5. Tremper une boulette dans l'œuf fouetté, rouler dans les noix, puis placez-le sur une plaque. Effectuez cette opération pour toutes les croquettes.

6. Placer le moule sur feu moyen et faire chauffer l'huile. Une fois chaud, faire frire les croquettes jusqu'à leur cuisson.

7. Pour la salade, ajoutez tous les ingrédients, sauf pour les deux morceaux de lime, dans un grand saladier et mélanger. Assaisonner selon l'envie.

8. Servir la salade, les croquettes et les deux moitiés lime à côté.

APPORTS NUTRITIONNELS	
Portion	1 croquette
Calories	175 cal
Graisses	6,5 g
Glucides	26,5 g
Protéines	5 g

Recette n°34 – Salade au Poulet, Bacon et noix de pécan

Portions : 2

Ingrédients

Pour la salade :

- 1 tasse et demi de poulet fermier, cuits et coupées en dés

- 2 tasses mixtes de feuilles de salade, lavés et égouttés

- 4 tranches de bacon sans sucre ajoutés et sans nitrate

- 20 morceaux de noix de pécan crues et activées (trempées plusieurs heures et pré-germées)

- 1 poivron rouge, coupé en dés

Pour la vinaigrette :

- 2 cuillères à soupe de jus de citron

- 2 cuillères à soupe d'huile d'olive

- Sel et poivre

Instructions

1. Mettre une poêle à feu moyen et cuire le bacon. Une fois refroidi, les couper en petits morceaux.

2. Mélanger le poulet, les feuilles de salade, morceaux de bacon, noix de pécan et le poivron dans un grand saladier.

3. Dans un petit bol, mélanger le jus de citron et l'huile d'olive. Assaisonnez avec du sel et du poivre.

4. Arrosez la salade avec la vinaigrette et mélanger à nouveau. Puis servir.

APPORTS NUTRITIONNELS	
Portion	1 part
Calories	667,9 cal
Graisses	42,3 g
Glucides	27,3 g
Protéines	46,1

Recette n°35 - Œufs au four à l'espagnole

Portions :

Ingrédients

- 2 saucissons ou saucisses espagnols (ex : chorizo), sans gluten et sans nitrate

- 6 œufs de poules élevées en plein air ou bio

- 1 tasse de bouquets de brocoli

- 1 poivron rouge, coupé en dés

- 1 cuillère à café de coriandre moulue

- 1 cuillère à café de cumin

- 1 cuillère à café de paprika

- 1 cuillère à café de Ghee ou de graisse

Instructions

1. Préchauffer le four à 350 °F / 175 °C.

2. Placez une poêle antiadhésive (pouvant aller au four) à feu moyen. Faire chauffer l'huile ou le ghee. Retirez la peau des saucisses et cuire.

3. Lorsque les saucisses sont presque cuites, ajoutez le poivron et cuire pendant 2 minutes. Ajouter le brocoli et cuire encore pendant 2 minutes.

4. Incorporer le cumin, la coriandre et le paprika.

5. Ajouter les œufs. Assurez-vous qu'ils se sont étendus, de sorte qu'ils couvrent le fond de la poêle. Continuer de faire cuire pendant 2 minutes avant de passer au four.

6. Cuire au four pendant environ 10 minutes. Vous saurez que c'est prêt une fois que les blancs sont

fermes. (Si vous voulez un jaune dur, laissez la poêle pendant quelques minutes). Servir avec de la salade à côté.

APPORTS NUTRITIONNELS	
Portion	1 part
Calories	318 cal
Graisses	24 g
Glucides	4 g
Protéines	23 g

Recette n°36 - Poêlée de brocolis à l'italienne

Portions : 2 à 4

Ingrédients

- 2 tasses de fleurs de brocoli

- 6 anchois à l'huile d'olive

- 1 piment rouge long, finement coupé en tranches

- 2 à 3 cuillère de l'huile des anchois

- 2 cuillères à soupe de pignons de pin

- Poivre

Instructions

1. Placez une poêle antiadhésive à feu moyen et ajouter l'huile et le piment rouge. Remuer pendant environ 30 secondes.

2. Ajouter les anchois et continuer à remuer jusqu'à ce qu'ils commencent à se défaire.

3. Toujours en remuant, ajouter le brocoli, jusqu'à ce que tout soit bien mélangé.

4. Baisser le feu et couvrir la casserole avec un couvercle. Laissez cuire pendant 5 à 10 minutes ou jusqu'à ce que le brocoli soit tendre. N'hésitez pas à ajouter quelques cuillères à soupe d'eau si nécessaire.

5. Une fois le brocoli tendre, ajoutez les pins, assaisonner de poivre et retirer la casserole du feu.

6. Tout transférer dans un bol et servir immédiatement.

APPORTS NUTRITIONNELS	
Portion	1 oz
Calories	4 cal
Graisses	0,2 g
Glucides	0,4 g
Protéines	0,2 g

Recette n°37 - Délice de Saumon Fumé en petit-déjeuner

Portions : 2

Ingrédients

- 1 filet de saumon fumé à chaud, sans sucre et sans nitrate

- Une poignée mixte de feuilles de salade, lavées

- 2 œufs bio ou de poules élevées en plein air

- 1 branche d'aneth, haché

- 2 cuillère à café de jus de citron

- ½ citron divisé en deux

- 2 cuillère à café d'huile d'olive

- 1 cuillère à café d'huile de noix de coco

Instructions

1.   Fouetter les œufs dans un petit bol.

2.   Placer une poêle antiadhésive à feu moyen et chauffer l'huile de noix de coco. Verser les œufs et les tourner dans la poêle pour couvrir uniformément la surface avec elle. Faire cuire pendant une minute et retourner. Continuer de faire cuire pendant une minute, afin que les deux côtés deviennent dorés. Retirer l'omelette de la chaleur et laissez-la refroidir.

3.   Une fois que l'omelette est assez froide au toucher, retirez-la de la poêle. Rouler comme une crêpe et couper en fines lamelles.

4.   Ensuite, mettre les feuilles de salade et l'aneth dans un bol. Verser l'huile d'olive et le jus de citron sur la salade.

5. Briser le filet de saumon en morceaux et les ajouter dans le bol. Servir les lamelles d'omelette avec et un quartier de citron, si désiré.

APPORTS NUTRITIONNELS	
Portion	2 oz.
Calories	90 cal
Graisses	1 g
Glucides	2 g
Protéines	11 g

Recette n°38 – Crevettes épicés et Avocat Tourelle

Portions : 2

Ingrédients

- 1 tasse de crevettes cuites, décortiquées, queues enlevées et hachée grossièrement

- 1 tasse d'avocat coupé en dés

- 1 tasse de chou-fleur en riz

- 1 tasse de concombre, pelé et coupé en dés

- 1 cuillère à soupe de coriandre, finement haché

- 1/3 tasse de mayonnaise paléo

- 1 cuillère à soupe de sauce de noix de coco Aminos

- 2 cuillère à café de sauce Sriracha

- 1 cuillère à soupe d'huile de sésame

- 1 cuillère à soupe de graines de sésame

- Poivre noir

Instructions

1. Pour faire du chou-fleur en riz, passer les fleurettes dans un robot culinaire jusqu'à ce qu'ils soient finement hachés pour ressembler à du riz ou du couscous.

2. Mélanger et mettre de côté le chou-fleur en riz avec l'huile de sésame.

3. Ecrasez modérément l'avocat dans un petit bol jusqu'à l'obtention d'une purée grossière. Ajouter les feuilles de coriandre.

4. Dans un autre bol, mélanger les crevettes et la sauce aux noix de coco pour bien enduire.

5. Dans un autre bol, mélanger la mayonnaise à la sauce Sriracha.

6. Dans un verre de mesure ou une tasse, organiser les éléments suivants en couches : ¼ de tasse concombre, avocat, crevettes et riz chou-fleur en les pressants légèrement dans la tasse pour faire une petite galette.

7. Retourner doucement le verre de mesure sur une plaque. Relâchez en tapotant légèrement sur le fond. Continuer avec les ingrédients restants.

8. Garnir chaque galette avec un mélange de Sriracha, mayo, graines de sésame, et poivre.

APPORTS NUTRITIONNELS	
Portion	1 tasse
Calories	52,5 cal
Graisses	1,1 g
Glucides	9,1 g

Protéines	1,3 g

Recette n°39 – Bar Vinaigrette aux Câpres

Portions :

Ingrédients

Pour la cuisson du bar :

- 4 x 100 g (4 oz.) de filets de loup de mer

- De l'huile d'olive, pour badigeonner

Pour la vinaigrette aux câpres :

- 2 cuillères à soupe de câpres de petites tailles

- 2 cuillères à soupe de persil en feuilles (plus quelques feuilles supplémentaires), hachées

- Zest de 1 citron

- 2 cuillères à soupe de jus de citron

- 2 cuillère à café de moutarde de Dijon, sans gluten

- 3 cuillère à café d'huile d'olive extra vierge

Instructions

1. Pour la vinaigrette, mélanger les câpres, le jus de citron, le zeste, la moutarde, l'huile d'olive et une cuillère à soupe d'eau. Ne PAS mettre tout de suite le persil à cause de l'acidité du citron, l'ajouter seulement au moment de servir.

2. Préchauffer le four à 220 ° C.

3. Tapisser une plaque de cuisson avec du papier parchemin ou d'aluminium. Placez le poisson avec la peau sur le dessus. Badigeonner la peau avec de l'huile et l'assaisonner avec du sel. Faire cuire pendant environ 7 minutes ou jusqu'à ce que la chair se détache en miette lorsque l'on teste avec un couteau.

4. Une fois cuit, transférer le poisson dans une assiette. Arroser avec la vinaigrette et le persil avant de servir.

APPORTS NUTRITIONNELS	
Portion	8 oz.
Calories	243 cal
Graisses	5 g
Glucides	12 g
Protéines	1 g

Recette n°40 – Recette de Salade d'été et Omelette Bacon

Portions : 2 à 4

Ingrédients

- 200g de lardons fumés

- 100 g de Brie, en tranches

- 1 concombre, épépiné, coupé en deux, puis tranchées en diagonale

- 200g de radis en quartiers

- Bouquet de ciboulette ciselée,

- 6 œufs, légèrement battus

- 1 cuillère à café de moutarde de Dijon

- 1 cuillère à café de vinaigre de vin rouge

- 2 cuillères à soupe d'huile d'olive

- Poivre noir moulu

Instructions

1. Allumez la cuisinière et faire chauffer une cuillère à café d'huile dans une petite poêle. Placez les lardons et les faire revenir. Transférer sur une plaque garnie d'une serviette de cuisine pour drainer l'excès d'huile.

2. Faire chauffer 2 cuillère à café d'huile dans une poêle antiadhésive.

3. Mélanger les œufs, lardons, ciboulette et poivre noir moulu. Verser le mélange dans la poêle et cuire à feu doux jusqu'à ce que l'omelette soit à moitié cuite. Placez le Brie sur le dessus et griller jusqu'à une coloration dorée. Transférer l'omelette sur un plat et le couper en quartiers.

4. Mélanger la moutarde, le vinaigre, l'huile restante, et l'assaisonnement dans un grand saladier. Ajouter les tranches de radis et de concombre. Servir avec l'omelette.

APPORTS NUTRITIONNELS	
Portion	une omelette
Calories	377 cal
Graisses	30,7 g
Glucides	7,1 g
Protéines	7,3 g

Recette n°41 - Saumon et épinards à la crème

Portions : 1 à 2

Ingrédients

- 2 filets de saumon sans peau

- 250 g d'épinards

- 2 cuillères à soupe de crème fraîche à teneur réduite en gras

- 1 cuillère à café de câpres, égouttés

- 2 cuillères à soupe de persil à feuilles plates, hachées

- Jus de ½ citron

- Quartiers de citron

- 1 cuillère à café d'huile d'olive

Instructions

1. Mettre l'huile dans une poêle à feu moyen. Assaisonner le saumon des deux côtés et faire revenir chaque côté pendant environ 4 minutes ou jusqu'à ce qu'il soit doré et que la chair se détache avec un couteau. Transférer dans une assiette et mettre de côté.

2. Mettre les épinards dans la casserole et assaisonner. Couvrir la casserole et laisser les feuilles flétrirent pendant environ une minute, en les agitant une fois à mi-temps. Diviser les épinards entre deux assiettes et placer le saumon.

3. Faire chauffer la crème fraîche dans une casserole à feu doux. Ajouter le jus de citron, le persil, les câpres et l'assaisonnement. Veillez à ne pas laisser bouillir. Verser la sauce sur le poisson et servir avec des quartiers de citron.

APPORTS NUTRITIONNELS	
Portion	une plaque
Calories	321 cal
Graisses	20 g
Glucides	3 g
Protéines	32 g

Recette n°42 – Riz Noir en mélange rapide et facile

Portions : 2

Ingrédients

- 100 g de riz noir

- 1 litre d'eau

- 8 tomates cerises, en quartiers

- ½ piment rouge doux, haché

- ½ poivron rouge

- 1 cuillère à soupe de feuilles vertes d'oignon de printemps, hachées

- 1 cuillère à café de gingembre, râpé

- 2 cuillères à soupe de coriandre fraîche, hachée

- ½ cuillère à café de sucre semoule

- ½ jus de citron vert

- 1 cuillère à soupe de sauce au poisson

- 1 cuillère à soupe d'huile de sésame

- Sel de mer et poivre noir

Instructions

1. Mettre le riz dans une casserole avec de 1 litre d'eau. Porter à ébullition et laisser mijoter pendant un total de 25 minutes.

2. Pendant que vous faites bouillir le riz, faire griller le poivron rouge jusqu'à carboniser la peau. Laisser refroidir un peu le perler de sa peau. Couper en lanières et réserver.

3. Égoutter le riz et le transférer dans un bol. Ajouter les lanières de poivron ainsi que les autres

ingrédients et bien mélanger avec le riz. Servir et
en profiter.

APPORTS NUTRITIONNELS	
Portion	Demi tasse
Calories	233 cal
Graisses	5 g
Glucides	39,9 g
Protéines	7 g

Recette n°43 - Porridge Délice d'Avoine et Fruits

Portions : 1

Ingrédients

Pour la bouillie :

- 23 g de flocons d'avoine ou de son d'avoine

- 150 ml d'eau

- 2 cuillère à café de graines de tournesol

- 1 cuillère à café de sucre vanillé

Pour accompagner :

- 80 g de fruits mélangés, hachés (myrtilles, framboises, fraises, et clémentines)

- 50 ml de lait de riz

Instructions

1. Mettez l'avoine et l'eau dans une casserole et porter à ébullition. Une fois que cela se résume, réduire le feu et laisser mijoter pendant quelques minutes. Rappelez-vous de remuer la bouillie pour faire en ressortir une texture crémeuse.

2. Pendant ce temps-là, faire rôtir les graines de tournesols dans une casserole jusqu'à ce qu'ils deviennent dorés.

3. Retirer la casserole contenant la bouillie d'avoine. Mélanger avec les graines et le lait.

4. Garnir la bouillie avec des fruits et du sucre vanillé hachées avant de servir.

APPORTS NUTRITIONNELS	
Portion	1 tasse
Calories	199 cal
Graisses	3.5
Glucides	34,9
Protéines	4.4

Recette n°44 - Poulet et Épinards à la Noix de coco

Portions : 2

Ingrédients

- 2 gousses d'ail, finement tranché

- 2 petites poitrines de poulet

- 450 ml de lait de noix de coco

- 1 grand sac de feuilles d'épinards

- Huile d'olive

Instructions

1. Placez une petite casserole à feu moyen et versez une petite quantité d'huile d'olive. Une fois chaud, faire cuire l'ail pendant environ 30 secondes ou jusqu'à ce que cela commence à brunir.

2. Ajouter le poulet et le lait de coco, puis porter à ébullition. Faire cuire pendant 5 minutes en couvrant avec un couvercle.

3. Retirez la casserole du feu et laissez reposer pendant 20 minutes.

4. Ensuite, sortir le poulet et le couper en tranches fines. Répartir entre deux assiettes.

5. Pendant ce temps, mettre les épinards dans la casserole et laisser mijoter jusqu'à ce que les feuilles flétrissent. Assaisonnez si vous le souhaitez.

6. Servir le poulet, les légumes et verser la sauce par-dessus.

APPORTS NUTRITIONNELS	
Portion	280 g
Calories	420 cal
Graisses	10 g
Glucides	36 g
Protéines	44 g

Recette n°45 - Sauté de saumon au gingembre

Portions : 2

Ingrédients

- 2 cuillères à soupe d'huile de sésame

- 8 oz (230 g) de filet de saumon sauvage, coupé en gros morceaux

- 1 carotte biologique, coupé en rondelles minces

- 1 tasse de pois gourmand (pois mange-tout), émincé

- 1 bouquet d'oignons verts, coupées en dés

- 2 cuillères à soupe de gingembre, pelé et râpé

- 1 gousse d'ail pelé et haché

- ¼ de tasse de noix de cajou (entiers ou en morceaux), rôti à sec

- Sauce tamari sans blé

- Vinaigre de riz brun biologique ou du vinaigre de prune umeboshi (prunes salées)

Instructions

- Assaisonner les morceaux de saumon de sel et de poivre noir.

- Placez une grande poêle à feu vif et versez l'huile de sésame. Une fois chaud, faites cuire les morceaux de saumon (2 minutes de chaque côté). Après un premier retournement, ajoutez immédiatement les pois mange-tout et les carottes. Lorsque les deux côtés sont cuits, commencer à mélanger délicatement lorsque vous ajoutez l'ail et le gingembre. Faire cuire jusqu'à ce que les légumes soient tendres.

- Ajouter quelques gouttes de vinaigre et de sauce tamari, faire des ajustements si on le souhaite. Couvrir la casserole avec un couvercle pendant une minute ou deux. Mélanger quelques fois avant de servir.

APPORTS NUTRITIONNELS	
Portion	1 plat
Calories	304 cal
Graisses	19,4 g
Glucides	4,9 g
Protéines	26 g

Recette n°46 – Nouilles ultimes pour un intestin en santé

Portions : 2

Ingrédients

- 1 Zucchini ou courgettes

- 1 avocat mûr

- 1 carotte

- 1 tasse de petit-pois

- Une poignée de graines de citrouille

- Une poignée de menthe fraîche

- Une grosse poignée de chou frisé

- 1 cuillère à café d'huile d'olive

- 1 lime ou 1 citron

- Sel

Instructions

1. Commencez par faire bouillir les petits pois. Utiliser de l'eau froide pour cette étape.

2. Une fois à ébullition, préparer les nouilles en transformant les carottes et la courgette (ou zucchini) à l'aide d'un coupe-spirale.

3. Ensuite, mettre l'avocat, le chou frisé, la menthe, l'huile d'olive et le sel dans un robot culinaire. Mélanger jusqu'à obtenir une consistance crémeuse. Une fois que les petit-pois sont cuits, ajoutez environ ¾ de ceux-ci et continuer le processus à nouveau.

4. Mélanger la sauce pesto (ce que vous venez de faire) avec les nouilles et garnir de graines de citrouille.

APPORTS NUTRITIONNELS	
Portion	85 g
Calories	20 cal
Graisses	0 g
Glucides	3 g
Protéines	2 g

Recette n°47 - Kombucha

Portions : 2 à 4

Ingrédients

- 6 sachets de thé vert

- 1,5 tasses de thé de démarrage sans saveur

- 1 SCOBY (souche de Kombucha, culture de bactéries et de levures)

Instructions

1. Faire bouillir l'eau dans un faitout. Retirer du feu et ajouter du sucre. Ajouter les sachets de thé et laissez l'eau refroidir.

2. Une fois refroidi, retirez les sachets de thé et ajouter le thé de démarrage. Ceci est important pour acidifier le mélange et éviter la formation de bactéries avant le processus de fermentation.

3. Verser le mélange dans un pot et mélanger le SCOBY en utilisant vos mains. Assurez-vous qu'elles soient propres. Placer une serviette en papier sur le dessus du pot en utilisant une bande élastique pour couvrir.

4. A partir du 7e jour, prendre un échantillon du Kombucha et goûter. Si le goût est bon, vous pouvez mettre en bouteille ou verser dans des bocaux de stockage pour le stocker dans le réfrigérateur.

5. Pour plus de saveur, vous pouvez ajouter des herbes, des fruits ou du jus. Mélanger et laisser reposer pendant 1 à 3 jours à la température ambiante. Si vous utilisez des pots en bouteille, assurez-vous qu'il ne se gazéifie pas trop de peur qu'il ne causera la bouteille à exploser. Conservez au réfrigérateur et utiliser en dedans d'un mois.

APPORTS NUTRITIONNELS	
Portion	250 ml
Calories	30 cal
Graisses	0 g
Glucides	5 g
Protéines	0 g

Recette n°48 - Pâté impériaux Croquants

Portions : 1

Ingrédients

Pâte à Egg Roll (Pâte à pâté impériaux) :

- 1/2 tasse d'amidon de marante

- 4 œufs

- 2 cuillères à soupe d'huile de noix de coco

- 1 cuillère à soupe d'huile de sésame

- 1/4 de cuillère à café de sel de mer

- 3 cuillère à soupe d'eau

Garniture intérieure :

- 1 tasse de chou, déchiqueté

- 1 cuillère à café de gingembre, râpé

- 2 cuillères à soupe d'huile de sésame

- 1 tasse de carottes râpées

- 2 cuillères à soupe d'oignons verts hachés

- 1 gousse d'ail, hachée

- 1/2 tasse de champignons tranchés

- 2 cuillères à soupe de Noix de coco Aminos

- 1/2 tasse de brocoli, haché finement

- 1/2 tasse de poivrons rouges, en dés

- Ghee ou saindoux, pour la friture

Instructions

1. Pour la pâte, mélanger tous les ingrédients, sauf l'huile de sésame et de mettre ceux-ci dans un mélangeur. Transformer en purée à la vitesse la plus basse.

2. Préchauffer une poêle antiadhésive à feu moyen et versez l'huile de sésame. En outre, verser la pâte dans le moule pour former un cercle de 4 pouces (10 cm). Faire cuire pendant environ une minute, puis retourner pour cuire l'autre côté. Transfert à un plateau et continuer la cuisson du mélange restant pour faire d'autres pâtes à Egg Roll. Laisser refroidir pendant la préparation de la garniture de remplissage.

3. Pour préparer la garniture, faire chauffer l'huile de sésame dans une grande poêle. Faire sauter les oignons verts, l'ail et le gingembre. Ajouter le reste des ingrédients et cuire jusqu'à la tendreté tout en remuant sans arrêt. Retirer du feu et laisser refroidir.

4. Faire chauffer une poêle, puis ajoutez assez de graisse.

5. Pendant ce temps, mettre les pâtes à Egg Roll sur une surface plane, puis placez une cuillerée de farce au milieu. envelopper soigneusement le mélange en les renfermant avant de les mettre dans la poêle chaude. En utilisant des pinces, maintenir de manière rigide jusqu'à la pâte tienne toute seule avant de le relâcher complètement. Tournez avec précaution pour faire brunir également sur tous les côtés, puis transférer sur un plateau de serviette en papier doublé pour les égoutter de l'huile.

APPORTS NUTRITIONNELS	
Portion	1 plat
Calories	190 cal
Graisses	7 g
Glucides	25 g
Protéines	3 g

Recette n°49 – Salade de Radis Blanc et d'Endives

Portion :

Ingrédients

Pour la salade :

- 2 Endives, hachées

- 4 tasses de radis blanc, pelés et fraîchement râpés

- 2 carottes pelées et râpées

- 2 cuillères à soupe de menthe fraîche, hachée

- 1 cuillère à café de sirop de riz malté

- Jus de 1 citron

- 2 cuillères à soupe de coriandre fraîche, hachée

- ½ cuillère à café de sel naturel de la mer Celtique

Pour la vinaigrette :

- 1/2 cuillère à café de gingembre émincé

- ½ tasse de sauce Tahini

- 2 cuillerées à soupe de sirop de riz de malt

- le zeste d'un citron

- ½ cuillère à café de cannelle

- ½ cuillère à café de curcuma en poudre

- 1 cuillère à café de coriandre moulue

- 1 cuillère à café de cumin en poudre

- Une pincée de poivre de Cayenne

- 1 tasse de lait de coco ou de yogourt maison fait il y a moins de 24 heures

- 2 cuillerées à soupe de vinaigre de cidre

- jus de 1 citron

- Noisettes (broyé), de la coriandre fraîche et de menthe fraîche pour garnir

Instructions

- Bien mélanger les radis, endives, et les carottes dans un bol mélangeur.

- Dans un autre grand bol à mélange, mélanger le citron, le sirop de riz, la coriandre, la menthe et le sel. Fouetter le tout ensemble.

- Mélanger le tout avec les radis, endive, et les carottes et laisser mariner pendant 15 à 30 minutes.

- Dans un autre bol, préparer la vinaigrette en mélangeant le lait de coco ou le yaourt maison, le jus de citron et son zeste, le tahini, le sirop riz, et le vinaigre de cidre de pomme. Ajoutez également la coriandre, le cumin, le curcuma, le gingembre, le poivre de Cayenne et la cannelle. Bien mélanger pour mélanger et stocker dans le réfrigérateur pour la refroidir.

- Servir avec noisettes écrasées, de la menthe, et la coriandre.

APPORTS NUTRITIONNELS	
Portion	100 g
Calories	17 cal
Graisses	0,2 g
Glucides	3,4 g
Protéines	1,3 g

Recette n°50 – Pâtes de Zucchini aux Saucisses et Sauce à l'Ail Rôti

Portion : 1

Ingrédients

- 2 petites courgettes Zucchini, coupées en forme de pâtes

- 2 cuillères à soupe d'ail rôti

- 2 cuillères à soupe d'huile d'olive

- 1/4 de tasse de lait de coco sans additifs ou de yogourt maison 24 heures

- 2 saucisses, naturellement sans sucre, cuites

- Sel, au goût

Instructions

1. Préparer une petite casserole d'eau et porter à ébullition. Ajouter les pâtes courgettes à l'eau

bouillante et laisser cuire pendant environ une minute pour ramollir. Retirer du feu et jeter l'eau pour égoutter.

2. Dans une petite poêle faire revenir l'huile d'olive à feu moyen. Retirez le boyau de la saucisse, ils se détachent naturellement lorsque la saucisse est froide. Couper les saucisses et cuire dans l'huile d'olive jusqu'au brunissement. Les enlever de la poêle et laisser refroidir.

3. Avec l'huile d'olive restante dans la poêle, ajouter l'ail rôti et le lait de coco. Chauffer sur feu doux et assaisonner au goût avec du sel.

4. Servir les pâtes et les saucisses dans un plat avec la sauce chaude sur le dessus. Et, prendre du plaisir !

APPORTS NUTRITIONNELS	
Portion	125 g
Calories	220 cal
Graisses	20 g
Glucides	5 g
Protéines	11 g

Mots de la fin

Merci encore d'avoir acheté ce livre !

J'espère vraiment que ce livre est en mesure de vous aider.

La prochaine étape est de **vous joindre à notre bulletin électronique** pour recevoir des mises à jour sur les nouvelles versions de livres ou les promotions à venir. Vous pouvez vous y inscrire gratuitement et en prime, vous recevrez également notre livre « Erreurs de remise en forme, vous en faites sans le savoir » ! Ce livre bonus analyse les erreurs de conditionnement physique les plus courantes et démystifie la complexité et la science de remise en forme. Avoir toutes ces connaissances de remise en forme et de sa science classée dans un livre étape par étape avec des actions pour vous aider à démarrer dans la bonne direction votre parcours de remise en forme ! Pour vous joindre à notre bulletin électronique gratuit et prendre votre livre gratuit, s'il vous plaît visitez le lien suivant et inscrivez-vous :

www.hmwpublishing.com/gift

Aussi, si vous avez aimé ce livre, je voudrais vous demander une faveur, seriez-vous assez aimable pour me laisser un commentaire sur ce livre ? Ce serait vivement apprécié !

Merci et bonne chance dans votre parcours !

À propos du co-auteur

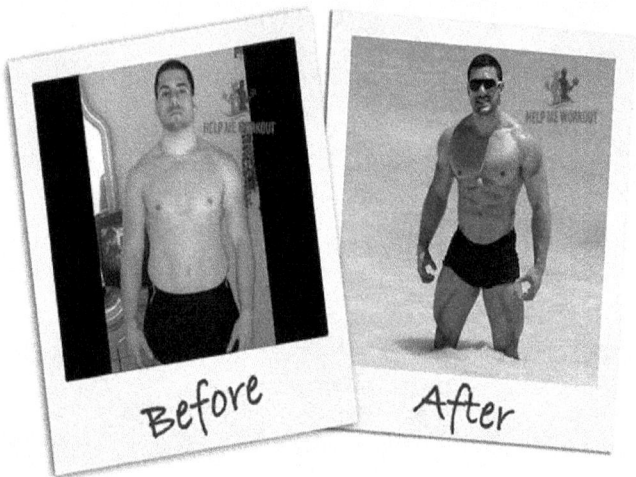

Before   After

Mon nom est George Kaplo, je suis un coach (entraîneur personnel) certifié de Montréal, Canada. Je vais commencer par dire que je ne suis pas le plus grand gars que vous n'aurez jamais rencontré et cela n'a jamais vraiment été mon objectif. En fait, je commencé à travailler pour surmonter ma plus grande insécurité quand j'étais plus jeune, qui était ma confiance en soi. Cela était dû à ma taille, mesurant seulement 5 pieds 5 pouces (168cm), cela m'a poussé vers le bas pour tenter quoi que ce soit que je voulais réaliser dans la vie. Vous pouvez passer au travers des difficultés en ce moment, ou vous pouvez tout simplement vous mettre en forme, et je peux certainement le raconter.

Personnellement, je me suis toujours un peu intéressé au monde de la santé et de la remise en forme et je voulais gagner un peu de muscle en raison des nombreuses brimades de mon adolescence sur ma taille et mon corps en surpoids. Je me suis dit que je ne pouvais rien faire de ma taille, mais que je pouvais faire quelque chose sur ce à quoi mon corps ressemblait. Ce fut le début de mon parcours de transformation. Je ne savais pas où commencer, mais je me suis lancé. Je me sentais inquiet, parfois j'avais peur que d'autres personnes se moque de moi si je faisais les exercices dans le mauvais sens. J'ai toujours souhaité avoir un ami à côté de moi qui serait assez bien informé pour m'aider à démarrer et pour me « montrer les cordes. »

Après beaucoup de travail, d'études et d'innombrables essais et erreurs. Certaines personnes ont commencé à remarquer que je devenais de plus en plus en forme alors que je commençais à former un intérêt vif pour le sujet.

Cela a conduit beaucoup d'amis et de nouveaux visages à venir me voir et à me demander des conseils de remise en forme. Au début, il semblait étrange quand les gens me demandaient de les aider à se mettre en forme. Mais ce qui m'a gardé est quand ils ont commencé à voir des changements dans leur propre corps et qu'ils m'ont dit que c'est la première fois qu'ils voient des résultats concrets ! À partir de là, plus de gens ont continué à venir à moi, et cela m'a fait prendre conscience après avoir lu tant et étudier dans ce domaine que cela m'a aidé, mais aussi que cela m'a permis d'aider les autres. Je suis maintenant un entraîneur personnel entièrement certifié et j'ai formé de nombreux clients à ce jour qui ont obtenu des résultats étonnants.

Aujourd'hui, mon frère Alex Kaplo (également un entraîneur personnel certifié) et moi, possédons et exploitons cette entreprise d'édition, où nous amenons les auteurs passionnés et les experts à écrire sur des sujets de santé et de remise en forme. Nous organisons également un site de remise en forme en ligne « HelpMeWorkout.com » et j'aimerais vous y connecter en vous invitant à visiter notre site Web à la page suivante et en vous inscrivant à notre newsletter via votre email (vous allez même obtenir un livre gratuit).

Mais l'on n'a rien sans rien, si vous êtes dans la position où j'étais au début et que vous voulez quelques conseils, n'hésitez pas à demander ... Je serai là pour vous aider !

Votre ami et entraîneur,

George Kaplo

Entraîneur personnel certifié

Téléchargez un autre livre gratuitement

Je tiens à vous remercier d'avoir acheté ce livre, c'est pourquoi, je vous offre un autre livre (tout aussi long et utile que ce livre), « Erreurs de santé et de remise en forme : Vous en faites sans le savoir », totalement gratuitement.

Visitez le lien ci-dessous pour vous inscrire et le recevoir :
www.hmwpublishing.com/gift

Dans ce livre, je mets en évidence les erreurs de santé et de remise en forme les plus courantes, que probablement vous commettez en ce moment même, et je vais vous révéler comment vous pouvez facilement obtenir une meilleure forme dans votre vie !

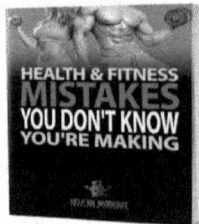

En plus de ce cadeau utile, vous aurez aussi l'occasion d'obtenir nos nouveaux livres gratuitement, de concourir pour des cadeaux, et de recevoir d'autres e-mails utiles de ma part. Encore une fois, visitez le lien pour vous inscrire : **www.hmwpublishing.com/gift**

Les informations sont présentées ici à titre d'information uniquement, et c'est universel comme cela. La présentation de l'information est sans contrat ou tout autre type d'assurance de garantie.

Les marques de commerce utilisées sont sans consentement, et la publication de la marque est sans autorisation ou soutien du propriétaire de la marque. Toutes les marques et marques déposés décrites dans ce livre ont un but de clarification et restent la propriété des propriétaires eux-mêmes, elles ne sont pas affiliées à ce document.

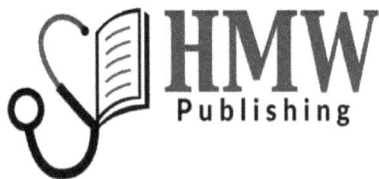

Pour d'autres excellents livres visitez :

HMWPublishing.com

www.ingramcontent.com/pod-product-compliance
Lightning Source LLC
Chambersburg PA
CBHW060318030426
42336CB00011B/1102